EL PODER DEL SHIATSU PARA VIVIR MEJOR

Zenn
   El poder del shiatsu para vivir mejor. - 1a ed. -
Buenos Aires : Dos Tintas , 2011.

   1. Medicinas Alternativas. I. Título.
CDD 615.882

índice

¿Qué es el shiatsu?

El *shiatsu* es un masaje que proviene de las ciencias ancestrales de la Medicina Tradicional Japonesa, nacido en Japón a comienzos del siglo XX.

Parte de los mismos principios de la Acupuntura. Se diferencia de esta en que no se usan agujas. Se usa la presión de los dedos.

Viene de "Shi", dedos y "Atsu", presión.

Consiste en aplicar la presión de los dedos a todo el cuerpo con el fin de aliviar la fatiga muscular, nerviosa u orgánica y regular las funciones de los nervios, glándulas endocrinas y los órganos internos.

Los medicamentos tienden a ser cada vez más efectivos para matar bacterias y microbios más y más resistentes; por eso el abuso o el uso prolongado de medicinas es dañino para ciertos órganos como el corazón, el hígado, los riñones, etc. Por lo tanto, la gente busca una solución menos agresiva en caso de enfermedad leve o de enfermedad llamada funcional. La moda del naturismo lo demuestra.

El *shiatsu* en Japón y en Estados Unidos es muy popular ya que su efecto no es vencer enfermedades, sino ayudar al organismo a restablecerse por sí mismo, reforzando el sistema de defensa, actuando en forma preventiva.

Podríamos decir que el *shiatsu* es un viaje hacia la ARMONIA.

Parece que el alto nivel de estrés y angustia producido por el aumento de la población, alteraciones en el sistema inmunitario ocasionadas por la contaminación ambiental, el consumo de drogas, el alcoholismo, los asaltos, el terrorismo, las guerras, el sedentarismo, la nutrición deficiente, etc., traen como consecuencia depresión, insomnio, colon irritable, dolores de cabeza, trastornos digestivos, cardiovasculares y respiratorios, etc.

Disciplinas como el Yoga, el Aikido, el Tai-chi ayudan a disminuir y prevenir estos síntomas.

El masaje clásico occidental es una maniobra mecánica.

El *shiatsu* ejerce una acción energética.

LA LEY ÚNICA DEL UNIVERSO

"El Universo consiste en la
oscilación de dos actividades,
YIN y YANG y sus vicisitudes".

El *Tao* se refiere al equilibrio perfecto que nace de la comprensión de estas dos fuerzas opuestas y complementarias que son parte de la energía KI.

El *Tao* de la medicina actúa sobre esta bipolaridad, la equilibra, quita el exceso a un polo y le agrega a las deficiencias del otro.

¿Qué es la energía "Ki"?

Es una energía que nuestros sentidos no perciben y que tiene diferentes acepciones.

Los hindúes la llaman Prana, los chinos Chi y los japoneses Ki.

Las dos expresiones de KI, Yin y Yang deben interactuar en el organismo humano de manera equilibrada para generar salud física y mental.

La energía Ki rige e impregna tanto el universo como al hombre. Consta de dos elementos opuestos y complementarios, el Yin (energía de la Tierra), que es negativo y el Yang (energía del Cielo), que es positivo.

Nada es totalmente Yin, nada es totalmente Yang.

Estas energías tienen su equilibrio. Tanto en el Universo como en el hombre, cuando se desequilibran, traen desórdenes. Esto es lo que se llama un bloqueo energético que produce cansancio, dolor o alguna disfunción orgánica. La energía Ki recorre todo nuestro cuerpo, penetra en cada célula y tejido y circula a través del mismo por los meridianos, que son canales de digitopresión localizados en todo el cuerpo. A lo largo de estos canales, existen puntos específicos de naturaleza electromagnética.

Cada meridiano toma el nombre del órgano, función, proceso o sistema que gobierna.

Por ello es que cualquier bloqueo energético de un meridiano puede producir un bloqueo en el órgano a que corresponde.

EJEMPLOS DE ACTIVIDADES YIN Y YANG

YIN	YANG
INTROVERSIÓN	EXTROVERSIÓN
ENERGÍA APRISIONADA	ENERGÍA LIBRE
CEREBRO DERECHO	CEREBRO IZQUIERDO
MATERIA	ENERGÍA
TOSCO	DELICADO
BAJO	ALTO
PESADO	LEVE
OSCURO	ILUMINADO
HORIZONTAL	VERTICAL
CALMA	VIOLENCIA
LUNA	SOL
ÁCIDO	BASE
SILENCIO	RUIDO
VIENTRE	CABEZA
SALADO	AMARGO

• MUJER	HOMBRE
• FRENTE	DORSO
• ALCALINO	ÁCIDO
• ASIMILACIÓN	COMBUSTIÓN
• MAR	MONTAÑA
• AGUA	FUEGO
• NOCHE	DÍA
• GRAVE	AGUDO
• INERCIA	DINAMISMO
• APATÍA	EXALTACIÓN

Desde el punto de vista de la energía vital hay órganos Yin y órganos Yang.

Órganos YIN y órganos YANG

Los órganos Yin hacen la distribución y purificación de la energía y la sangre.

Los órganos Yang obtienen la energía del exterior, de la alimentación por ejemplo, y los transforman en energía y sangre para las funciones respiratorias, digestiva, y genito-urinarias.

Los órganos Yin tienen relación con un órgano Yang; de esta manera, para trabajar un órgano Yin, habrá que tonificar un órgano Yang y viceversa.

ÓRGANOS YIN

- PULMONES • HÍGADO • CORAZÓN • BAZO-PÁNCREAS
- RIÑONES • SISTEMA TRIPLE CALENTADOR

ÓRGANOS YANG - ENTRAÑAS

- ESTÓMAGO • INTESTINO DELGADO • INTESTINO GRUESO
- VESÍCULA BILIAR • VEJIGA
- CORAZÓN–INTESTINO DELGADO • PULMÓN–INTESTINO GRUESO
- HÍGADO-VESÍCULA BILIAR • BAZO-ESTÓMAGO • RIÑÓN-VEJIGA
- AMO DEL CORAZÓN-SEXUALIDAD • TRIPLE CALENTADOR
- SISTEMA AMO DEL CORAZÓN-SEXUALIDAD

La fisiología china agrupa de dos en dos órganos y entrañas, formando un ritmo binario que explica el equilibrio.

La regla de los cinco elementos y su correspondencia

Estos cinco elementos son:
• Fuego: Símbolo Yang del verano
• Agua: Símbolo Yin del invierno
• Madera: Símbolo del crecimiento y la primavera
• Metal: Símbolo del otoño y del trabajo
• Tierra: Símbolo que contiene todos los elementos

Todo en el Universo gira alrededor de los cinco elementos: las estaciones, los colores, los sabores, los sentimientos y el psiquismo, las partes del cuerpo humano, los órganos de los sentidos con sus orificios, los tejidos de nuestro cuerpo, los órganos, las entrañas, todo en una correspondencia que nos muestra los ciclos y cada ciclo pasa por los cinco estados simbolizado por un elemento. Estos elementos están en un estado de equilibrio inestable uno respecto de los otros.

Hay dos leyes para su equilibrio:

Ley de producción: en el que la Madera produce Fuego, el Fuego estimula la Tierra, la Tierra produce el Metal mineral, el Metal engendra el Agua y el Agua, la Madera.

Esta Ley de producción es llamada la
Ley Madre-Hijo y se explica así:

Para los órganos esta es la ley:
• El corazón es la madre del bazo e hijo del hígado;
• El bazo es madre del pulmón e hijo del corazón;
• El pulmón es madre del riñón e hijo del bazo;
• El riñón es madre del hígado e hijo del pulmón;
• El hígado es madre del corazón e hijo del riñón.
Para las vísceras esta es la Ley:
• El intestino delgado es madre del estómago e hijo de la vesícula
biliar;
• El estómago es madre del intestino grueso e hijo del intestino del-
gado;
• El intestino grueso es madre de la vejiga e hijo del estómago;
• La vejiga es madre de la vesícula biliar e hija del intestino grueso;
• La vesícula biliar es madre del intestino delgado e hija de la vejiga.

**La segunda Ley es la de la inhibición o destrucción y dice que "cada
elemento inhibe a aquel que sucede a su hijo".**
  Esta ley equilibra a la anterior y evita el dominio de un elemento
sobre otro y entonces tenemos que:
• El fuego funde al metal
• El metal corta la madera
• La madera cubre la tierra
• La tierra absorbe al agua
• El agua apaga el fuego.
Y esto nos da, que:
• Al fuego corresponde el corazón y el intestino delgado;
• A la tierra corresponde el bazo-páncreas y el estómago;

- Al metal corresponde los pulmones y el intestino grueso;
- Al agua corresponde los riñones y la vejiga;
- A la madera corresponde el hígado y la vesícula biliar.

Si observamos la correspondencia, podemos colegir que:
- El hígado apoyará la función del corazón
- La vesícula biliar apoyará la función del intestino delgado
- El corazón apoyará la función del bazo y del páncreas
- El intestino delgado apoyará la función del estómago
- El bazo apoyará la función de los pulmones
- El estómago apoyará la función del intestino grueso
- Los pulmones apoyarán la función de los riñones
- El intestino grueso apoyará la función de la vejiga
- Los riñones apoyarán la función del hígado
- Y la vejiga apoyará la función de la vesícula biliar

Es por esto que:

- El hígado enfermo pondrá en peligro al bazo y al páncreas igual que la madera cubre la tierra y la vesícula biliar pondrá en peligro al estómago.

- El bazo enfermo pondrá en peligro a los riñones tal como la tierra absorbe al agua y el estómago amenazará a la vejiga.

- Los riñones enfermos pondrán en peligro al corazón tal como el agua apaga al fuego y la vejiga amenazará al intestino delgado.

- El corazón enfermo pondrá en peligro a los pulmones tal como el fuego funde al metal y el intestino delgado amenazará al intestino grueso.

- Los pulmones enfermos pondrán en peligro al hígado, tal como el metal corta la madera y el intestino grueso amenazará a la vesícula biliar.

Podemos con este esquema de correspondencia tener en cuenta los puntos de presión para trabajar terapéuticamente.

Soulié de Morant nos muestra esta acción de unos sobre otros, en el siguiente esquema.

Esquema Ciclo Cheng

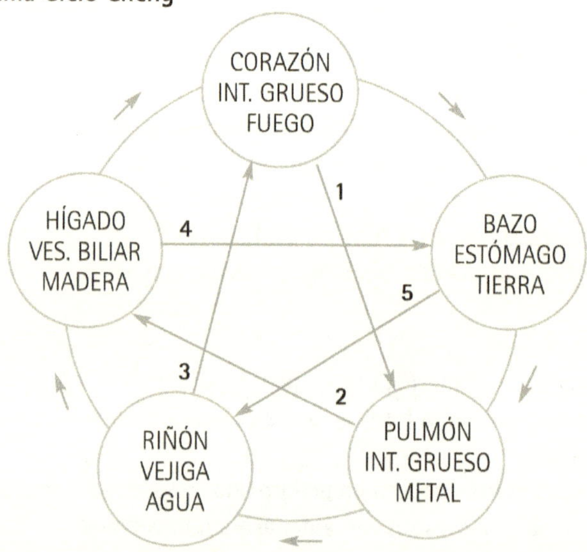

Meridianos principales

En el cuerpo humano tenemos un total de 59 meridianos que conducen sin cesar el fluir de la energía Ki en todo el organismo.

Los más importantes son 12 que se ubican a ambos lados del cuerpo y están directamente relacionados con los órganos internos. Además hay 2 meridianos extra que recorren el centro de nuestro cuerpo, ellos son el Meridiano del sistema nervioso y el del vaso de la concepción. Cada uno de estos 14 meridianos posee un número invariable de puntos de presión para activar el flujo energético. Un congestionamiento en alguno de los puntos provoca allí un exceso de energía ki y una deficiencia en el resto del curso del meridiano.

El Shiatsu reduce la energía cuando el punto está congestionado o lo activa en caso de deficiencia.

Cuando hay un exceso de ki se debe presionar el punto profundamente y masajear en redondo en el sentido opuesto a las manecillas del reloj (sedación).

En caso de deficiencia hay que realizar presiones superficiales y repetidas en el sentido de las manecillas del reloj (tonificación).

- Meridiano de los pulmones
- Meridiano del estómago
- Meridiano del intestino delgado
- Meridiano de la vejiga
- Meridiano de circulación-sexo
- Meridiano de la vesícula biliar
- Meridiano del vaso de la concepción
- Meridiano del sistema nervioso
- Meridiano del intestino grueso
- Meridiano del bazo-páncreas
- Meridiano del corazón
- Meridiano de los riñones
- Meridiano del triple calor
- Meridiano del hígado
- Meridianos extras

Son impares y atraviesan verticalmente el centro del cuerpo.

Su función principal es regular el flujo energético de los otros 12 meridianos.

Meridianos: recorrido y función

MERIDIANO YIN PULMÓN

Nace en el tórax, va hasta la axila y desciende por la cara interna del brazo hasta la punta del pulgar. Este meridiano restituye la sangre fresca gracias a la respiración. Los pulmones son los únicos órganos que podemos dominar voluntariamente. Gracias a los distintos métodos respiratorios, podemos equilibrar el sistema nervioso. Cuando no está equilibrado, se siente opresión o palpitaciones y se pierden las ganas de trabajar, por el gran cansancio que sentimos.

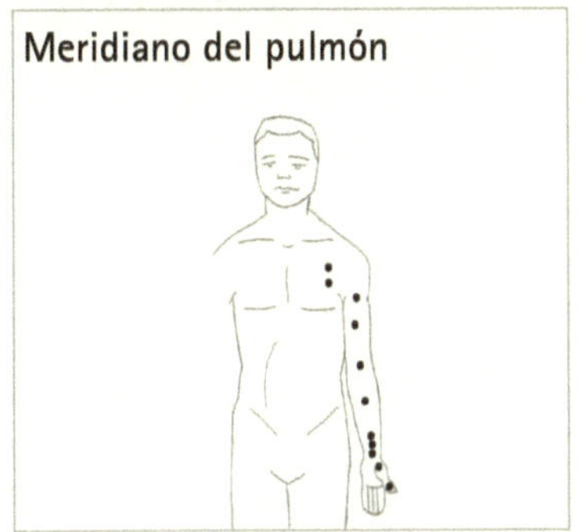

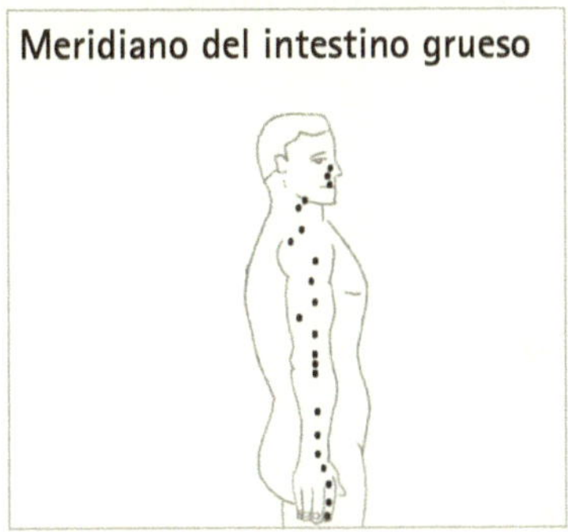

MERIDIANO YANG DEL INTESTINO GRUESO

Comienza en la punta del dedo índice, sube por el lado externo del brazo, bordea el hombro, asciende por el cuello y llega hasta la nariz. Este meridiano corresponde al intestino grueso que se encarga de la evacuación de los excrementos. La disfunción del intestino grueso que retrasa la eliminación rápida de los residuos tóxicos, trae como consecuencia dolores y rigidez en los brazos y hombros, hinchazón de vientre y gases. El estreñimiento afecta a la piel haciendo que esta pierda su brillo y lozanía.

MERIDIANO YANG ESTÓMAGO

Este meridiano comienza justo debajo del ojo, desciende por la cara y a la altura del maxilar inferior se divide en dos:

a) Una rama asciende hacia la frente pasando por la mejilla y la sien.

b) La otra rama desciende por el cuello, el tórax, abdomen, el lado externo de la pierna, y termina en el segundo dedo del pie.

Representa al órgano digestivo y es muy importante, ya que su mal funcionamiento no nos permite nutrirnos.

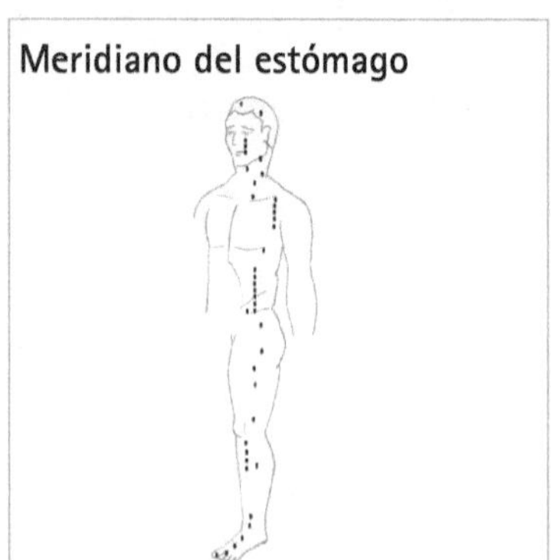

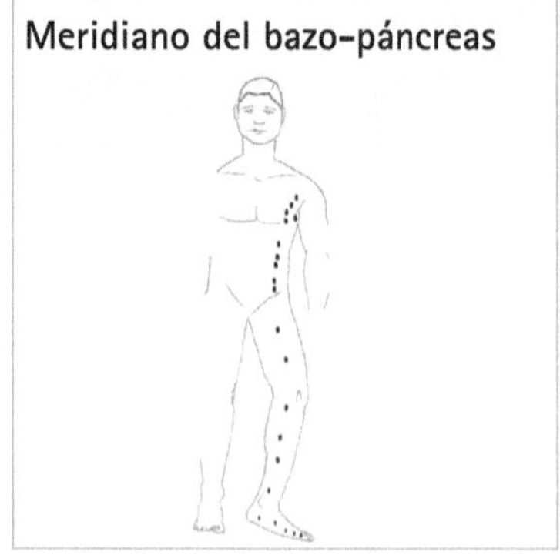

Cuando funciona mal sentimos dolor en el estómago, de cabeza, sequedad en los labios, falta de apetito, debilidad general.

MERIDIANO YIN DEL BAZO-PÁNCREAS

Comienza en el dedo gordo del pie, sube por la parte interna de la pierna, el tronco hasta la clavícula y termina debajo de la axila.

Pertenece al conjunto de funciones digestivas ya que transforma los alimentos en quimo, listo para ser asimiladas.

En su disfunción el sujeto padece diarrea o estreñimiento, eructa, tiene pereza, avidez por los dulces, etc.

MERIDIANO YIN DEL CORAZÓN

Comienza debajo de la axila, desciende por la parte interna del brazo y termina en el dedo meñique en su parte interna.

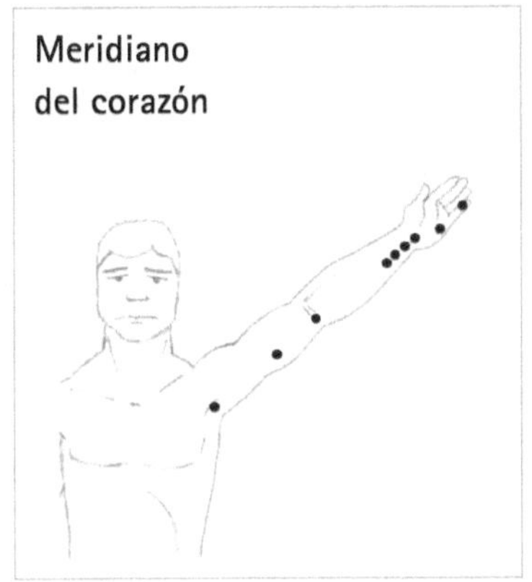

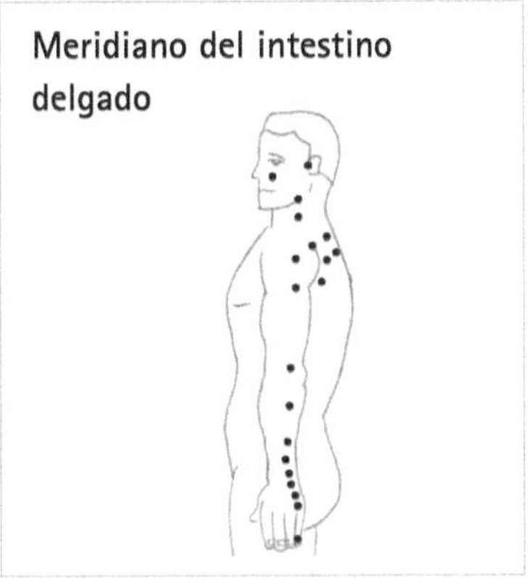

Este meridiano comanda la función del corazón que es el que permite la circulación de la sangre.

En caso de mal funcionamiento, se produce depresión o ansiedad, incapacidad de tomar decisiones, dolor en el pecho y fiebre.

MERIDIANO YANG DEL INTESTINO DELGADO

Este meridiano comienza en la punta del dedo meñique, sube por la parte externa del brazo, llega al hombro, sube por la parte lateral del cuello y recorre parte de la cara terminando cerca de la oreja.

El intestino delgado asimila los alimentos y los convierte en energía.

Cuando este meridiano está bloqueado se siente dolor en las sienes, hombros y brazos.

MERIDIANO YANG DE LA VEJIGA

Este meridiano comienza en el ángulo interno del ojo, sube por la cabeza y desciende por la nuca, paralelo a la columna vertebral, baja

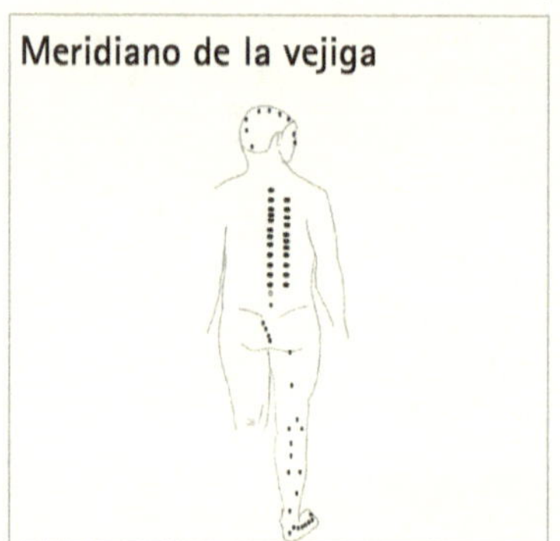

Meridiano de la vejiga

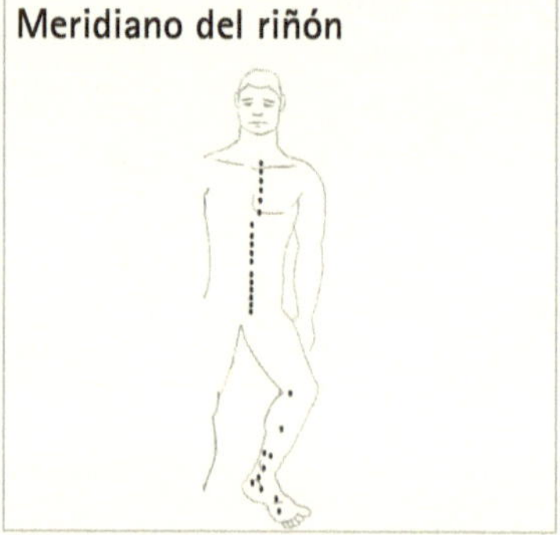

Meridiano del riñón

por la pierna hasta el tendón de Aquiles y termina en el dedo pequeño del pie. Este meridiano corresponde a la vejiga y al sistema nervioso autónomo. Cuando hay alguna disfunción se siente dolor en las piernas y alrededor de la cintura y se observa también frecuente micción, así como también dolor en la columna vertebral.

MERIDIANO YIN RIÑÓN

Comienza en la planta del pie, rodea la parte interna del talón y sube por la cara interna de la pierna hasta los órganos sexuales, pasa por el centro del abdomen y el tórax hasta la clavícula.

Actúa sobre el riñón, que es el encargado de filtrar los residuos metabólicos para depositar en la orina y otras sustancias perjudiciales y además en las glándulas suprarrenales que secretan hormonas que nos aseguran la vida. Cuando hay disfunción se nota cansancio, dolor lumbar, falta de apetito sexual, impaciencia, pies fríos, zumbido en los oídos, etc.

MERIDIANO DE LA CIRCULACIÓN-SEXO

Comienza cerca de la tetilla, va a la axila, cara interna del brazo, llega a la muñeca y termina en la parte interna del dedo medio de la mano. Cuando hay disfunción se padece un sueño agitado, pesadillas, cabeza agitada, etc.

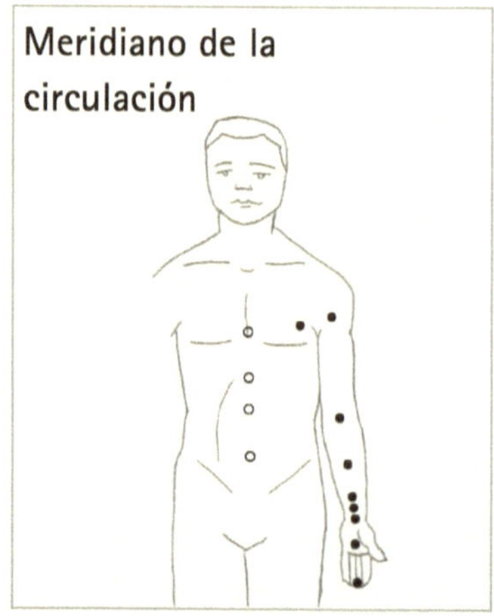

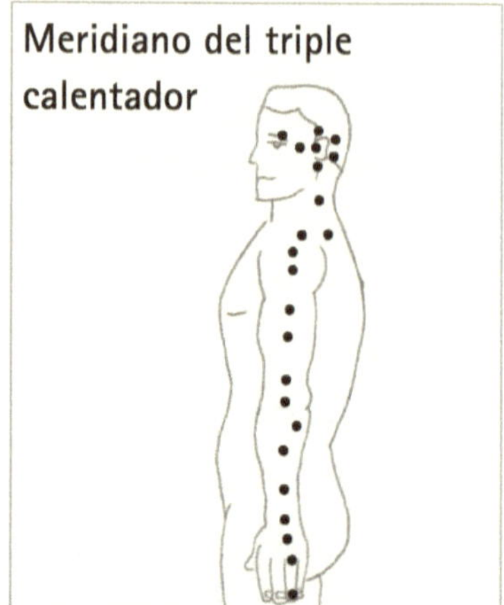

MERIDIANO DEL TRIPLE CALENTADOR

Este meridiano comienza en el dedo anular, recorre la zona externa del brazo, el cuello, rodea la oreja y termina en la cola de la ceja.

Este meridiano indica claramente, cuando está bloqueado, que hay una disfunción hepática, estomacal o pancreática. Alimenta todos los órganos internos del abdomen y tórax.

Es por ello que ante una disfunción se tiene una sensación general de frío y debilidad.

MERIDIANO DE LA VESÍCULA BILIAR

Comienza en el ángulo interno del ojo, recorre el pabellón de la oreja y se divide en dos líneas al subir a la cabeza por su parte lateral, y desciende por la nuca hasta el hombro, axila, recorre el tórax, abdomen, cadera, nalgas y parte externa de la pierna terminando en el cuarto dedo del pie. Ante su escaso funcionamiento sentimos el estómago pesado, cabeza pesada, muy poca energía, etc.

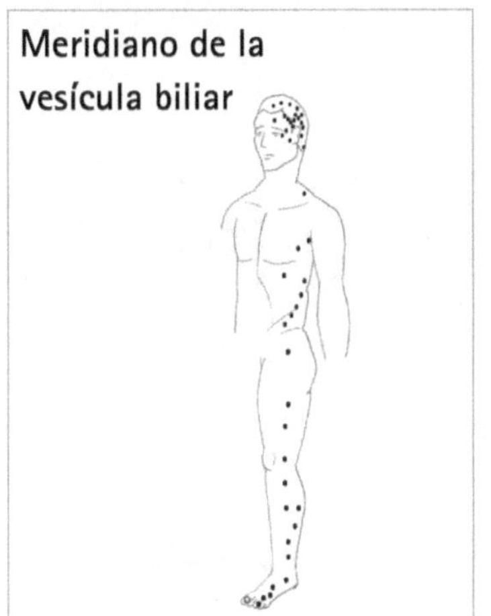

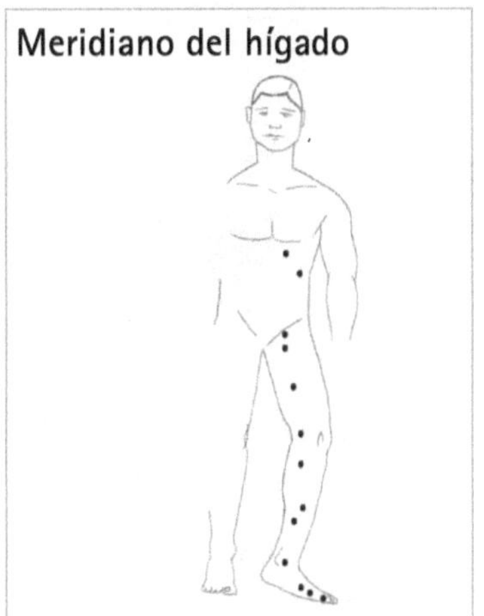

MERIDIANO YIN DEL HÍGADO

Parte del ángulo interno del dedo gordo, sube por la parte interna de la pierna hasta los órganos sexuales, se desvía hasta la cintura y asciende por la parte lateral del tórax hasta la tetilla. El hígado tiene la propiedad de conservar la sangre y mantiene la fuerza vital. Cuando hay exceso se produce un estado de ira, en caso contrario hay más calma. La disfuncionalidad de este meridiano provoca calambres, endurecimiento muscular, problemas en la vista y temperamento agresivo.

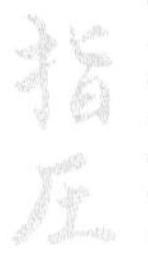

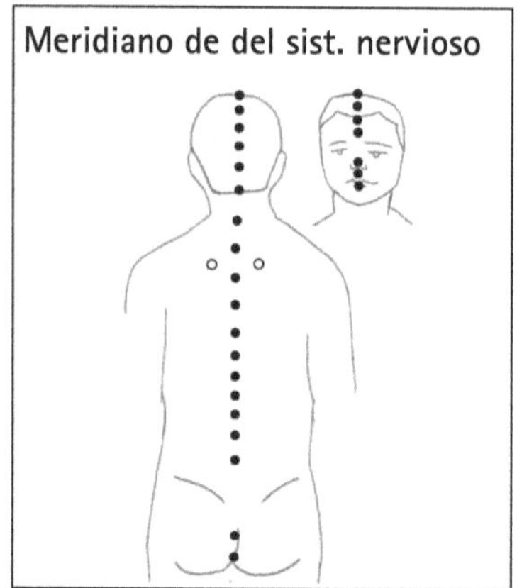

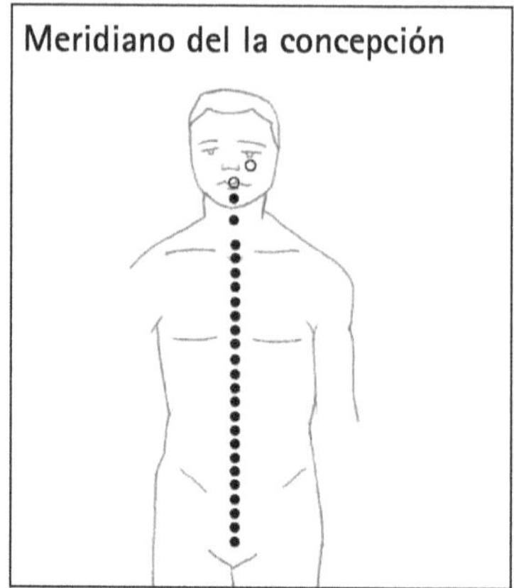

MERIDIANO YANG DEL SISTEMA NERVIOSO

Nace en el coxis, sube por la columna vertebral, rodea la cabeza en su parte posterior y anterior hasta llegar a la mitad del labio superior, donde termina.

En este meridiano desembocan todos los meridianos Yang como si fuese un gran mar, el Mar del Yang.

MERIDIANO DEL VASO DE LA CONCEPCIÓN

Nace en el pubis y recorre la parte anterior de nuestro cuerpo hasta llegar a la mitad del labio inferior de la boca.

Este meridiano es considerado el Mar del Yin.

Técnica preventiva del Shiatsu

La energía Ki produce, cuando no fluye libremente, una congestión energética de los meridianos, que con el masaje de los mismos por medio del *Shiatsu* podemos activar y restablecer su flujo, como ya hemos dicho.

Vamos a transmitir en forma simple esta técnica, para poder lograr una vida más saludable con el masaje Shiatsu estimulando los poderes naturales que posee nuestro organismo, por medio de la presión digital aplicada en determinados puntos de nuestro cuerpo.

- El mejor medio para una longevidad saludable es recibir regularmente una sesión completa de *Shiatsu*.

- Se puede reforzar el corazón y sus arterias, a partir de los 40 años en que empiezan a debilitarse.

- Se puede reforzar el hígado, que actúa como una fábrica química que metaboliza los hidratos de carbono, lípidos y proteínas y depura y desintoxica el organismo.

- Se puede reforzar el estómago, órgano principal del aparato digestivo para que produzca la energía necesaria.

• Se pueden reforzar los riñones, que, entre otras funciones, regulan las glándulas suprarrenales, para que segreguen hormonas para la lucha contra el estrés.

• Se puede aumentar la capacidad sexual, que puede estar amenazada tanto a los 40 como a los 70 u 80 años.

TÉCNICAS DEL MASAJE EN EL CUERPO - DIAGNÓSTICO DEL ENFERMO

Para realizar un buen diagnóstico debemos
I. Examinar / Escuchar / Interrogar / Palpar
II. Ver si las características del sujeto se adecuan al Yin o al Yang
1) Por lo tanto, veremos si la persona es de buen color, extrovertida, tiene calor y prefiere el frío, etc., podemos decir que es una tipología Yang.
2) Si la persona es pálida, se cansa fácilmente, solitaria, que le molesta el ruido y la compañía, habla poco, es apática, etc., podemos decir que es una tipología Yin.
Podemos deducir que en el primer caso hay síntomas de hiperactividad y en el segundo de hipoactividad.
3) Sensación de calor: Yang / Sensación de frío: Yin
Las personas con energía Yang están en estado de plenitud.
Las personas con energía Yin están en estado de vacío.

MASAJES EN OTRAS PERSONAS

Es importante que el terapeuta esté en mejores condiciones físicas que el paciente, ya que es un masaje inductivo, en donde hay un intercambio energético y el terapeuta recibe energía desequilibrada del paciente.

ENERGIZAR LAS MANOS

Para energizar las manos, debemos frotarlas unas con otras para activar la circulación de la sangre y atraer la energía electromagnética Ki hacia la punta de los dedos, para concentrar la circulación en los dedos y tranquilizar el cerebro.

Esto flexibiliza los dedos, les da más sensibilidad.

Para controlar las condiciones generales del cuerpo, debemos probar la flexibilidad de las coyunturas de los dedos.

- Con las manos juntas, los dedos extendidos, tratar de formar un ángulo recto entre ellos y las palmas de las manos.
- Cada dedo debe ser doblado haciendo crujir las articulaciones. Esto aumenta la energía vital.
- Hacer girar todos los dedos de las manos ayuda a estimular las terminaciones de los meridianos que pasan por el brazo.
- Por lo tanto, es de fundamental importancia esta simple acción que nos brindará excelentes beneficios tanto a nosotros como al paciente.
- Al finalizar el tratamiento es aconsejable frotarse vigorosamente las manos y sacudirlas a la altura de los hombros o simplemente lavarlas en agua corriente para evitar la asimilación de energía desequilibrada y eliminar las malas vibraciones.

POSICIÓN DEL PACIENTE Y DEL TERAPEUTA

El paciente

Preparamos un ambiente cálido, aislado de ruidos molestos en lo posible, un sahumerio es adecuado a la ocasión, con luz tenue y agradable temperatura, ya que es mejor realizar el masaje con poca ropa para palpar el cuerpo del paciente y su respuesta al masaje. En caso de personas que se sientan molestas de su desnudez, lógicamente, procederemos a realizar el masaje con la menor cantidad de ropa puesta. Siempre hay que tener en cuenta los sentimientos del paciente y su bienestar. Acostado sobre una colchoneta, controlaremos que en lo posible, el mentón se acerque al pecho para no forzar las cervicales. Usaremos mantas para cubrirlo si es necesario, en las zonas en que no estamos trabajando. Indicaremos tres respiraciones abdominales para relajar todo el cuerpo.

El terapeuta

Tendremos a mano un cojín o almohadón para asentar la rodilla o para sentarnos, según sea la postura. La postura correcta es una rodilla alzada formando un ángulo de 90 grados de una pierna, y de la otra pierna, la rodilla flexionada, apoyada en el piso formando un ángulo de 90 grados con respecto a la otra pierna. El torso del terapeuta es lo que va a ser flexionado, para ir desplazándolo de acuerdo

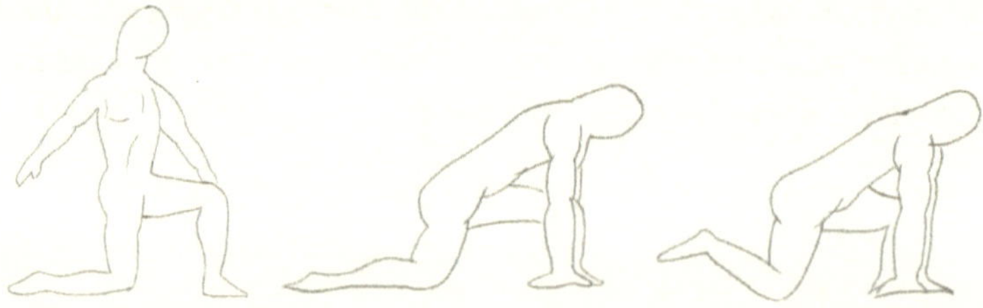

a la parte tratada. Esto permite poner todo el peso del cuerpo en los brazos del terapeuta. La pierna flexionada apoyada en el piso va formando distintos ángulos de acuerdo a la necesidad de extenderse para realizar la presión adecuada. De esta forma la energía del terapeuta queda disponible para el paciente.

La postura seiza, sentada sobre los pies con los empeines extendidos, es ideal para tratar zonas cercanas al terapeuta.

El terapeuta debe tener una excelente condición física, equilibrio para la coordinación de los movimientos, resistencia corporal, columna vertebral flexible, elongación muscular, para aumentar su eficiencia y evitar su propio deterioro y estar relajado en el momento del masaje.

Teniendo en cuenta estos principios, se produce una economía de esfuerzos para el terapeuta.

Instrucciones para la práctica

- Las manos deben estar siempre limpias y las uñas bien cortadas para no dejar marcas en la piel del paciente.

- El paciente deberá hacer tres respiraciones profundas para tranquilizarse antes de aplicar el Shiatsu.

- El terapeuta deberá aplicar la presión de los dedos y las palmas, sin vicios, y para ello deberá estar calificado por un profesor idóneo.

- La postura correcta es importante ya que la presión efectuada en una mala postura puede tener un efecto poco eficaz.

- Se deberán conocer profundamente los puntos de presión de cada meridiano, aplicando una presión ligera para ir aumentando la dosis de presión, paulatinamente.

- Se presionará con las yemas de los pulgares, los nudillos o las palmas, no con el codo o el puño.

- El tiempo de una sesión sobre todo el cuerpo no deberá exceder los 45 minutos a una hora.

• No es recomendable dar una sesión de Shiatsu antes o después de la comida.

• Si hay problemas de piel o de enfermedades contagiosas, es importante no dar una sesión de shiatsu, pero sí sugerir una consulta a un médico especialista.

· · · · · ·

Shiatsu en la cabeza

REGIÓN PARIETAL

En la línea media de la cabeza tenemos seis puntos alineados desde la línea del cabello en su nacimiento, hasta la coronilla.

Aplique presión con los dos pulgares juntos en forma de A, tres veces los seis puntos.

El punto de la coronilla se ubica en el cruce de la línea media craneal y la línea que une las dos orejas. Deberá ser presionado bastante fuerte durante cinco segundos.

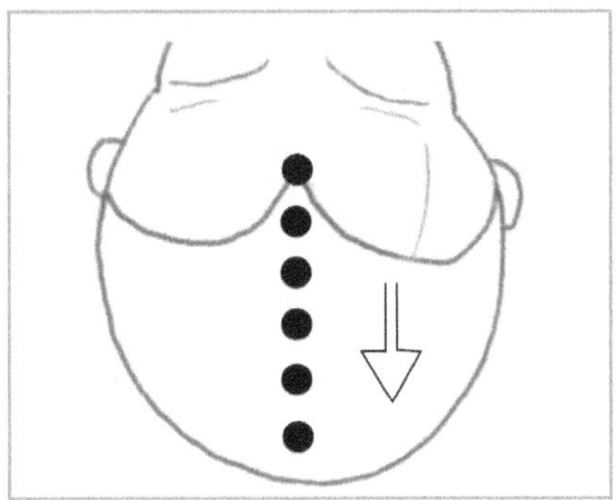

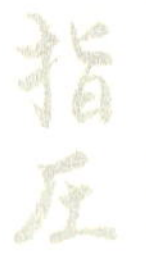

REGIÓN TEMPORAL

A cada lado de los seis puntos de la línea media parietal se ubican tres filas de puntos paralelos hacia la derecha y hacia la izquierda que abarcan toda la región temporal. Cada aplicación durará tres segundos y deberá ser perpendicular a la superficie de la cabeza.

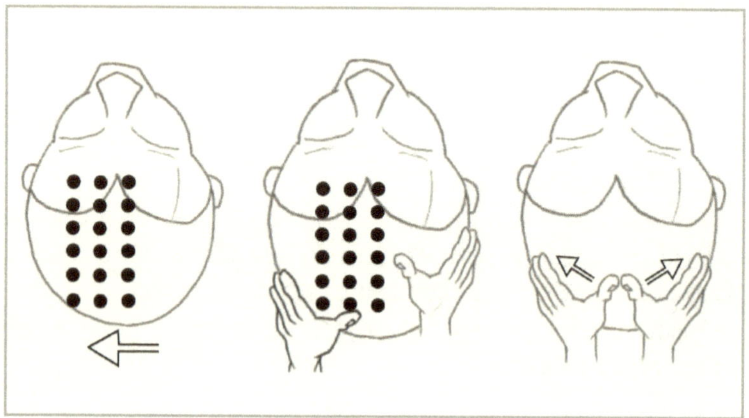

REGIÓN OCCIPITAL

Comienza en el punto de la coronilla y termina en la base de la cabeza una serie de seis puntos. Presionar durante tres segundos. Y repita tres veces.

A los lados de esta línea hay seis filas de tres puntos paralelas tanto a su derecha como a su izquierda. Presionar durante tres segundos y repetir tres veces.

SHIATSU FACIAL

Un masaje facial *Shiatsu* permite comenzar el día con la mente lúcida y el cuerpo relajado.

Frente

Presione tres veces los tres puntos que se encuentran en la línea media frontal, entre el entrecejo y el borde de la cabellera con los dos pulgares en forma de A.

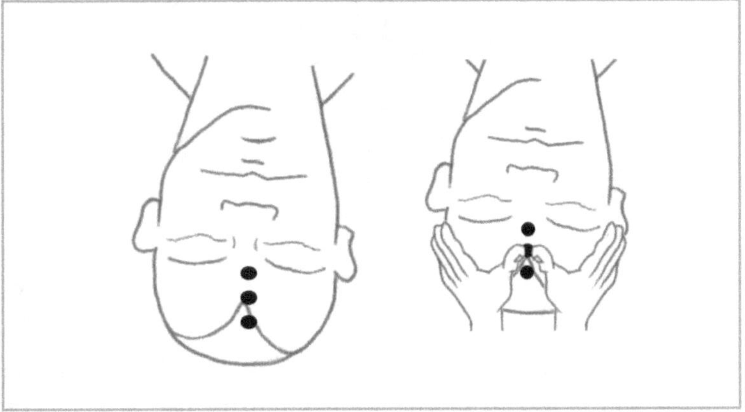

Nariz

Presiones los seis puntos que se encuentran a ambos lados de la nariz.

En la base, a ambos lados de la nariz (aletas), se encuentran dos puntos importantes para presionar.

Así como en la línea media de la nariz, entre la base y la mandíbula superior, se encuentra un punto que al presionar sentiremos cómo se activa la energía de toda la zona, aliviando la sinusitis, la tensión y la neuralgia del trigémino.

Cejas

Presione las cejas como arrastrando los pulgares y luego entre el pulgar y el índice, masajee las mismas.

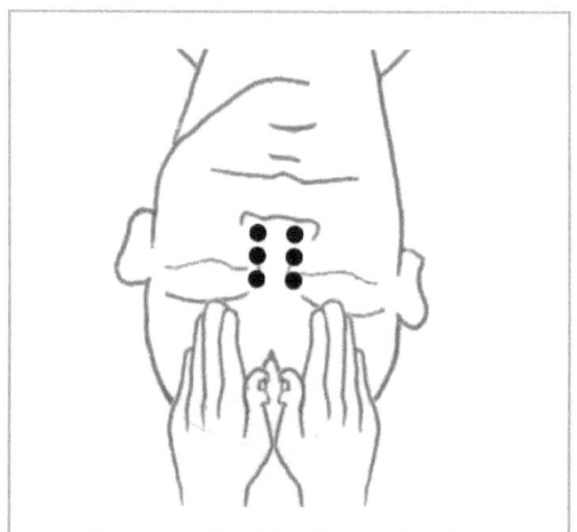

Mejillas

Presiones con los tres dedos medios sobre la piel de la cara, las encías, tanto el maxilar superior como el inferior, abarcando también el músculo ubicado en los extremos de los maxilares, presionando y dando un masaje.

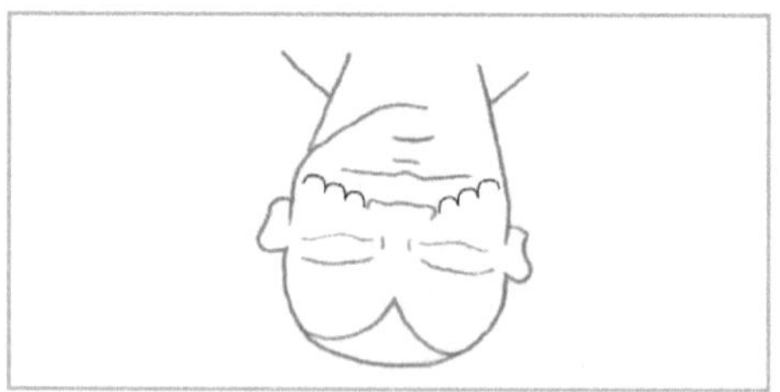

Ojos

En el párpado superior y en el inferior, rodeando el ojo palparemos las cuencas oculares, donde debemos presionar sin tocar el globo ocular. Presionaremos también la línea de las sienes, dando un masaje circular, delicadamente.

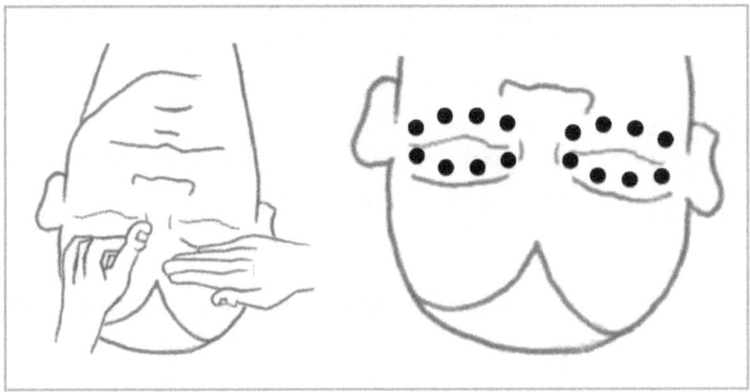

Durante diez segundos, con una toalla limpia, cubriremos los ojos, apoyando suavemente las palmas de las manos, dando calor y energía para un placentero descanso y relax.

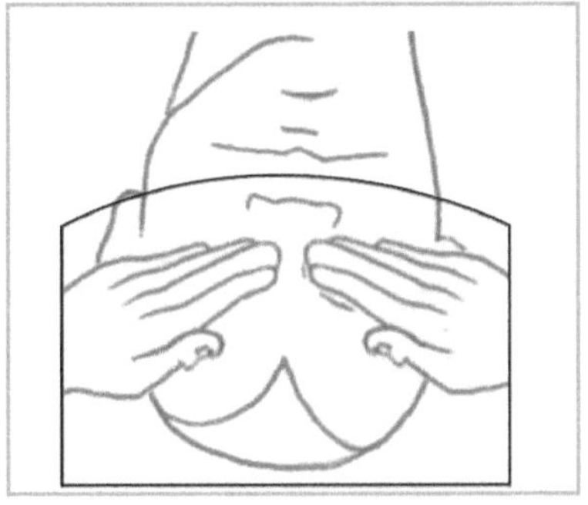

EJERCICIOS PARA LOS OJOS

Estos ejercicios siempre que se los practique con regularidad son sumamente importantes para curar molestias oculares o una vista defectuosa por debilidad muscular.

En los ejercicios siguientes solo se mueven los ojos, tratando de fijar la vista en un punto determinado, sin mover la cabeza.

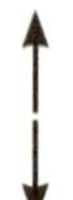

1. Mover los ojos hacia arriba, hacia abajo, arriba, abajo, arriba, abajo, cerrarlos.

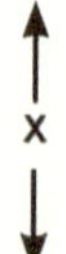

2. Mover los ojos hacia arriba, mirar de frente, bajar la vista, mirar de frente, alzar la vista, mirar de frente, bajar la vista, mirar de frente, alzar la vista, mirar de frente, bajar la vista, mirar de frente, cerrar los ojos.

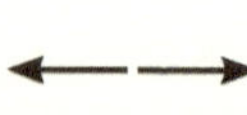

3. Mover los ojos hacia la izquierda, hacia la derecha; izquierda, derecha; izquierda, derecha, cerrar los ojos.

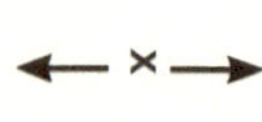

4. Mirar hacia la izquierda, de frente, hacia la derecha, de frente, hacia la izquierda, de frente, hacia la derecha, de frente, hacia la izquierda, de frente, hacia la derecha, de frente, cerrar los ojos.

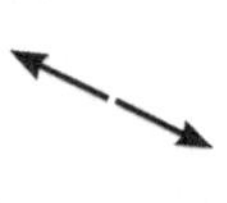

5. Mover los ojos hacia arriba y hacia abajo, en diagonal: mirar hacia arriba y a la derecha; hacia abajo y a la izquierda; hacia arriba y a la derecha; hacia abajo y a la izquierda; hacia arriba y a la derecha; hacia abajo y a la izquierda; cerrar los ojos.

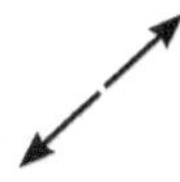

6. Repetir el ejercicio anterior pero en sentido inverso (hacia arriba y a la izquierda; hacia abajo y a la derecha, etc.); cerrar los ojos.

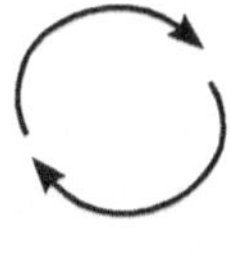

7. Ejecutar lentamente un movimiento circular hacia la derecha; cerrar los ojos. Repetir lentamente el movimiento circular hacia la izquierda; cerrar los ojos.

FIJANDO LA VISTA EN DOS PUNTOS DIFERENTES:

1. Mirarse la punta de la nariz, mirar un punto a distancia; repetir dos veces y cerrar los ojos.

2. Manteniendo la mano a la altura de los ojos, a unos treinta centímetros de distancia, mirar la punta del dedo índice, acercarlo y alejarlo. Con este ejercicio, estamos trabajando músculos del ojo que difícilmente son trabajados. Repetir dos veces más y cerrar los ojos.

3. Mirar un objeto sin pestañar, tratando de verlo con la mayor nitidez posible, pero sin forzar, ni fatigar la vista.

4. Restregarse con suavidad los ojos, cerrando fuertemente los pár-
pados y pestañeando luego varias veces, con rapidez.

5. Cubrirse los ojos con las palmas de las manos, impidiendo totalmente el paso de luz.

Orejas

Masajeamos el borde de la oreja, sobre todo la región del lóbulo que
es la más carnosa.

Encontramos dos protuberancias internas que sobresalen, enfren-
tadas como cubriendo el orificio de entrada al oído y veremos que
suelen ser dolorosas. Las masajeamos hasta que el dolor desaparezca.

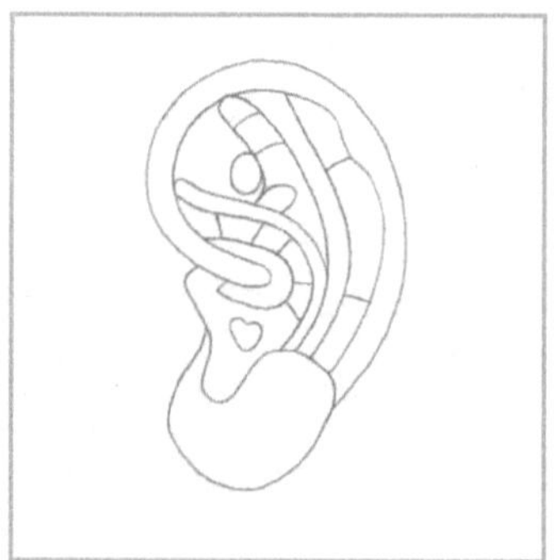

Para completar el masaje, tironeamos de las orejas hacia arriba,
hacia abajo y luego las doblamos cubriendo el orificio, dejando unos
segundos esta posición, dándoles calor con la palma de la mano.

Cuello

Presionar los cuatro puntos situados a lo largo del músculo esternocleidomastoideo.

Este masaje activa la secreción de la glándula tiroides.

En el hueco ubicado sobre el esternón y la clavícula, presionar girando de izquierda a derecha para estimular el funcionamiento de la garganta, aliviar la tos, las expectoraciones, los resfríos, el asma y los vómitos.

EJERCICIOS PARA EL CUELLO

Practicar cuatro veces cada uno de los siguientes ejercicios, moviendo solamente la cabeza y el cuello.

* Levantar y bajar la cabeza.
* Volver la cabeza de izquierda a derecha y de derecha a izquierda.
* Inclinar la cabeza hacia el hombro izquierdo y luego al derecho.
* Levantar la cabeza y dejarla caer sobre el pecho.
* Impulsar el mentón hacia fuera y atraerlo nuevamente hacia dentro; este ejercicio evita la doble papada.

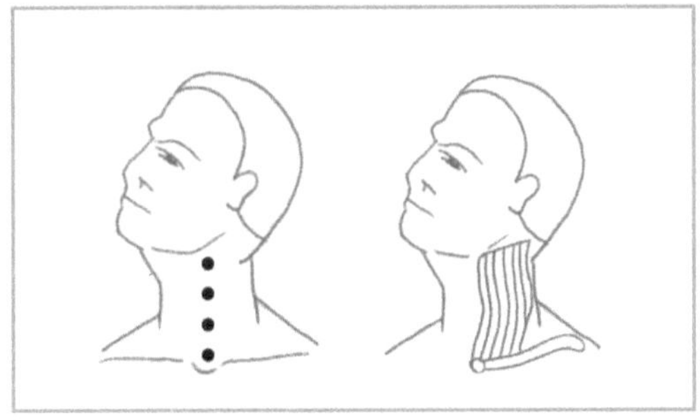

• Hacer un movimiento de rotación semicircular con la cabeza, hacia la derecha; dejarla caer sobre el pecho y repetir el movimiento hacia la izquierda.

• Hacer un movimiento de rotación circular completa con la cabeza, primero hacia la izquierda y luego hacia la derecha.

• Con las manos entrelazadas en la nuca, empujar la cabeza hacia delante y hacia abajo, resistiendo el empuje con el cuello; darse masajes en las mejillas, la frente y la nuca golpeándolas suavemente con los dedos.

Tercer Ojo

Situado en la frente, en el centro, entre las cejas, se debe presionar fuertemente hacia el interior. Para aliviar dolores de cabeza, tensión nerviosa y estimular el crecimiento del cabello.

Shiatsu en el tórax

El paciente se tiende boca arriba.

Los espacios intercostales

Los espacios intercostales deben ser presionados según los puntos que vemos en el esquema.

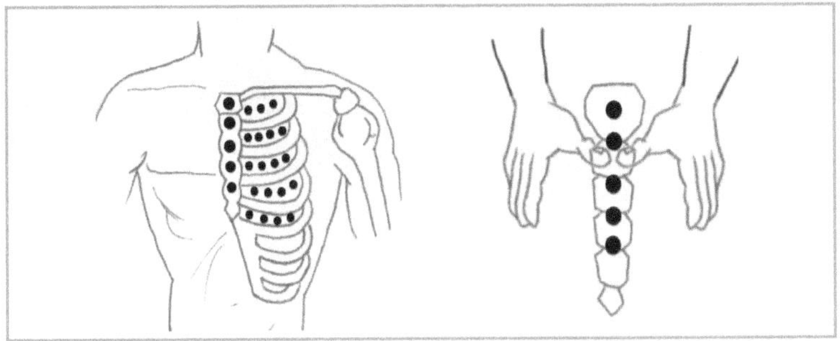

Esternón

En el esternón la presión debe realizarse con cuidado, ya que los cinco puntos son generalmente dolorosos.

Estamos trabajando en esta zona con las emociones.
Presionamos con los pulgares juntos en forma de A.

El apéndice xifoides no debe ser presionado

El tórax requiere de un masaje circular sobre ambos senos del paciente. Ver esquema de la dirección del masaje circular.

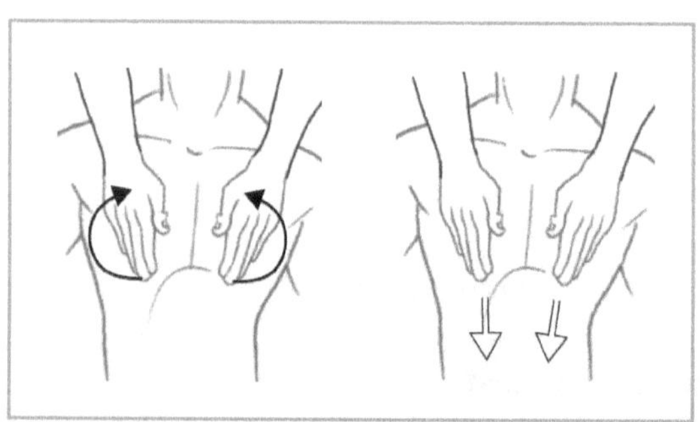

Shiatsu en el abdomen

En esta zona encontramos el estómago, el intestino delgado, la vejiga, hígado, bazo, páncreas, colon ascendente, colon transverso y colon descendente. Es decir el masaje Shiatsu en esta zona es fundamental.

Consideremos nueve puntos distribuidos de esta manera:

- Punto 1:   Estómago
- Punto 2:   Intestino delgado
- Punto 3:   Vejiga
- Punto 4:   Apéndice
- Punto 5:   Hígado
- Punto 6:   Bazo
- Punto 7:   Colon descendente
- Punto 8:   Colon sigmoideo
- Punto 9:   Recto

Se presionan los nueve puntos alrededor del ombligo tres veces, controlando donde está el dolor.

Luego se hará una presión palmar sobre el abdomen, haciendo movimientos circulares, en el sentido de las agujas del reloj.

En la palma de la mano, el terapeuta sentirá calor. Se debe realizar una sincronización entre la presión ejercida y la respiración del paciente. Cuando el paciente vacía el abdomen de aire, se realiza la presión de los nueve puntos como del total del abdomen.

Es importante la movilidad del colon. Con las dos manos sobre el abdomen, frente al lado derecho del paciente, con las puntas de los dedos de ambas manos, atraiga el colon descendente hacia usted y luego empuje el colon ascendente con las eminencias tenares. Haga varios movimientos de ida y vuelta.

CRESTAS ILIACAS

Coloque las manos sobre ambas crestas iliacas y presione.

Luego, frote la línea media del abdomen del paciente hacia arriba y hacia abajo.

Y por último, ponga su mano derecha sobre el abdomen y la izquierda sobre esta en forma de cruz, y produzca una presión vibratoria durante diez segundos.

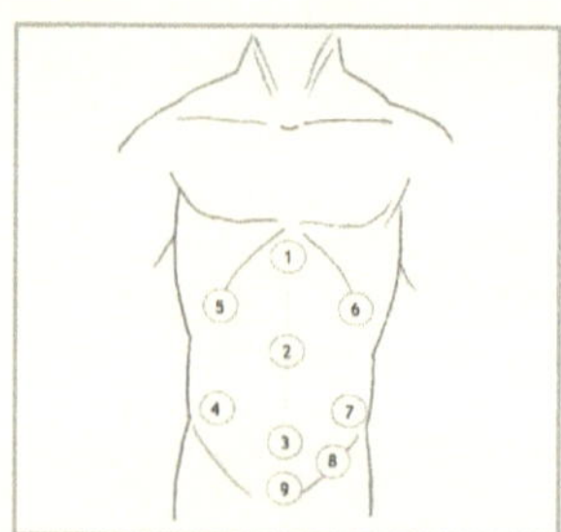

Shiatsu en el dorso del cuerpo

HOMBRO

Vamos a trabajar la región del hombro y la interescapular, pero antes masajearemos el punto más alto del hombro, el punto donde se juntan la base del cuello y el hombro, con el pulgar y el resto de los dedos.

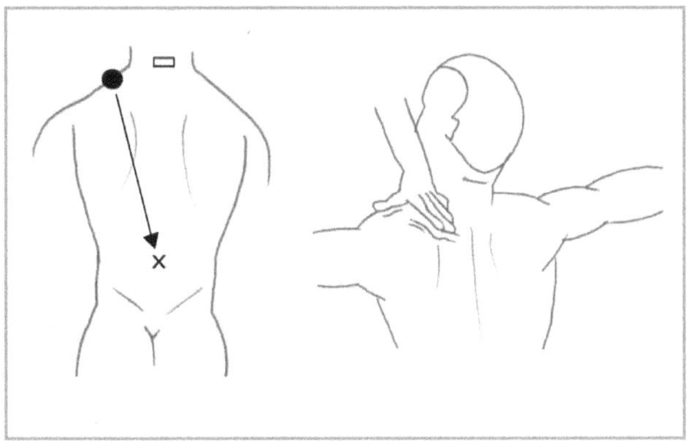

REGIÓN INTERESCAPULAR

El paciente deberá flexionar el brazo colocando la mano sobre la espalda, para que sobresalga el omóplato. Alrededor del omóplato tenemos cinco puntos a presionar y luego trataremos, de con el filo de la mano, introducirla entre la piel de la espalda y el hueso de omóplato como para despegarlo. Esta maniobra se hará cuidadosamente de ambos lados.

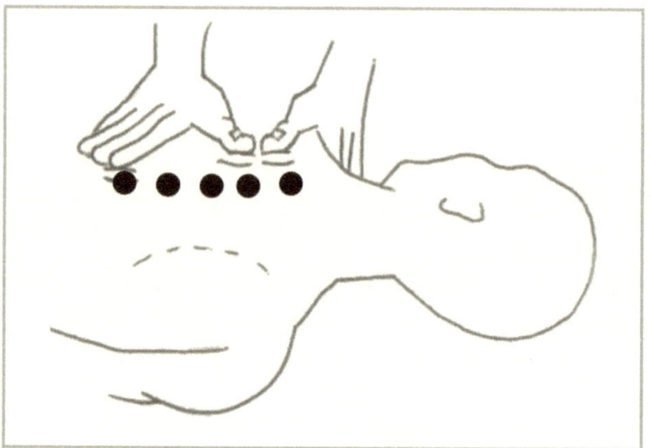

REGIÓN LUMBAR

Desde abajo del omóplato hasta el sacro situados a lo largo de la columna vertebral se encuentran los diez puntos de presión de esta región. Se aplican tres presiones. Estas presiones deberán estar sincronizadas con las respiraciones del paciente.

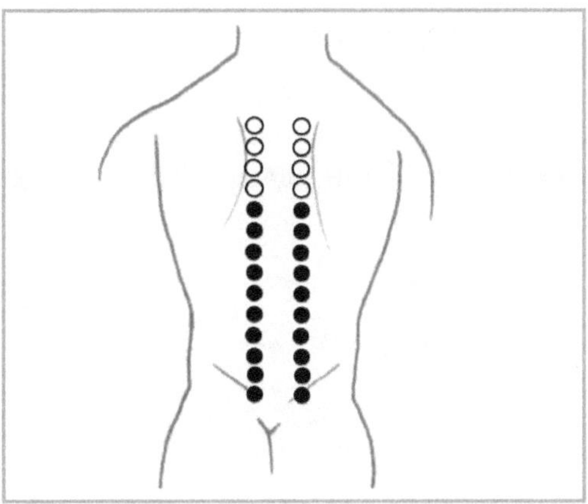

SHIATSU EN EL SACRO

Encontramos tres puntos de presión a cada lado de la línea media del sacro. Sobre las nalgas, en forma diagonal, presionamos los cuatro puntos shiatsu y luego en la región sacra presionamos tres puntos muy importantes.

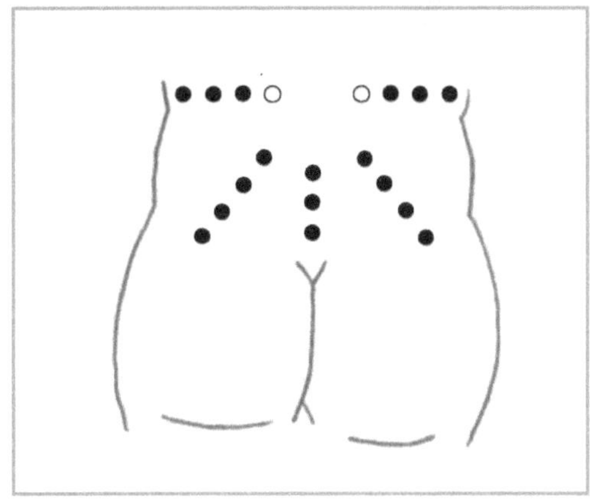

TROCÁNTER MAYOR

En los glúteos se encuentra un punto que corresponde al ciático. Aplicar tres presiones sobre este punto, cuidadosamente, ya que suele resultar muy doloroso.

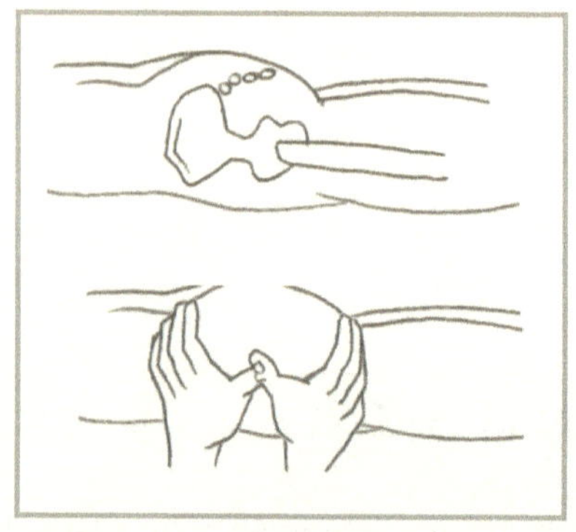

Shiatsu en los miembros superiores

El paciente se acuesta boca arriba.

Cara interna del brazo

El punto axilar se presiona tres veces con los dos pulgares y luego continuamos con los restantes puntos, presionando tres veces cada uno. Como vemos en el esquema, tenemos seis puntos a trabajar en el brazo. Con los pulgares juntos en forma de V presione estos puntos.

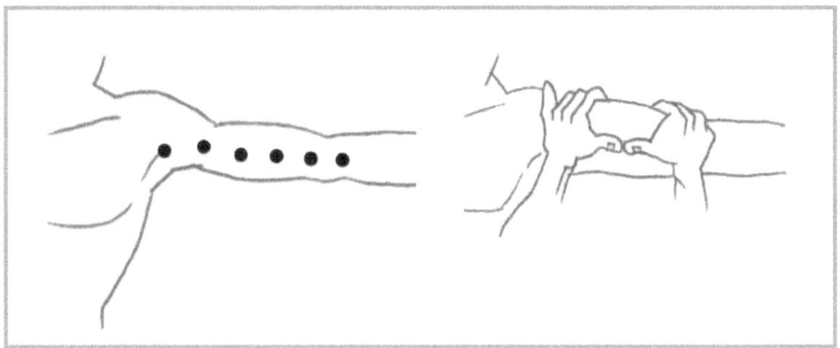

En el pliegue del codo en la parte interna del brazo presione los tres puntos indicados de izquierda a derecha.

En la cara interna del antebrazo tenemos tres series de ocho puntos a lo largo del brazo hasta la muñeca.

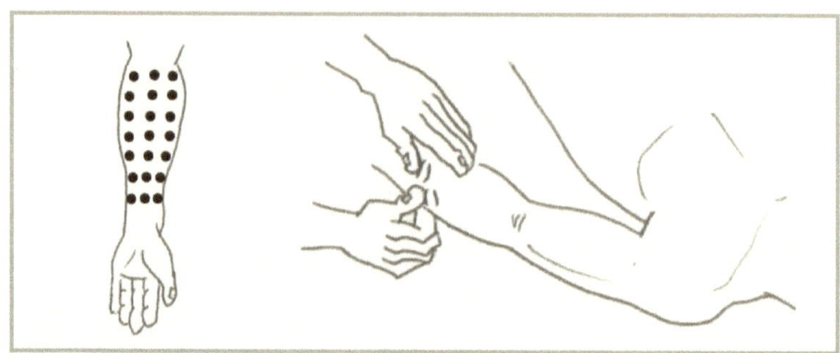

Cara externa del brazo

Presione los seis puntos situados en la cara externa del brazo con los dos pulgares en forma de V, comenzando debajo del hombro.

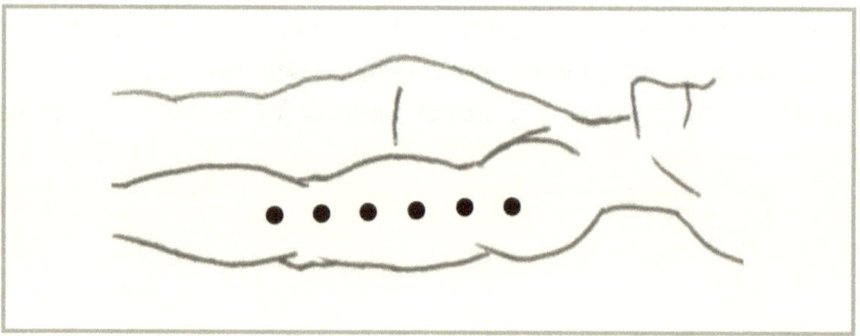

Cara externa del antebrazo

Tenemos tres series de ocho puntos situados en el antebrazo, presionar con los dos pulgares en forma de A.

Hay dos puntos llamados "Sanri" que son fundamentales. El primer punto situado en el antebrazo es uno de ellos, que se encuentra cerca del codo y el segundo punto "Sanri" está ubicado cerca de la rodilla, a unos cuatro dedos debajo de la rodilla, en la cara externa de la pierna.

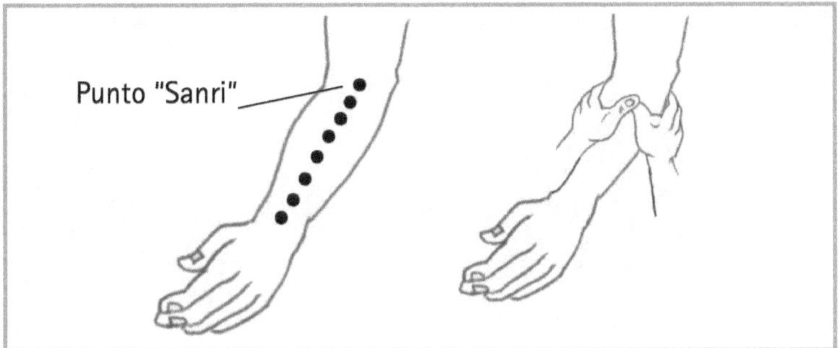

Dorso de la mano

Entre los metacarpianos, presionamos los puntos indicados en el esquema.

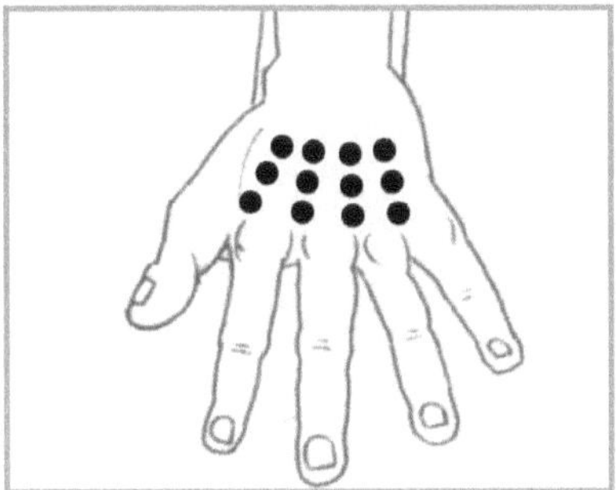

Dedos

Tomando cada dedo del paciente entre el pulgar y el índice apriete los lados de las uñas y luego la uña contra la yema.

Y en las coyunturas dé un masaje profundo en cada dedo.

Luego, con cuidado, estire los dedos y dóblelos sobre sí mismos si es que no hay deformación artrítica.

En la palma de la mano tenemos tres puntos a presionar.

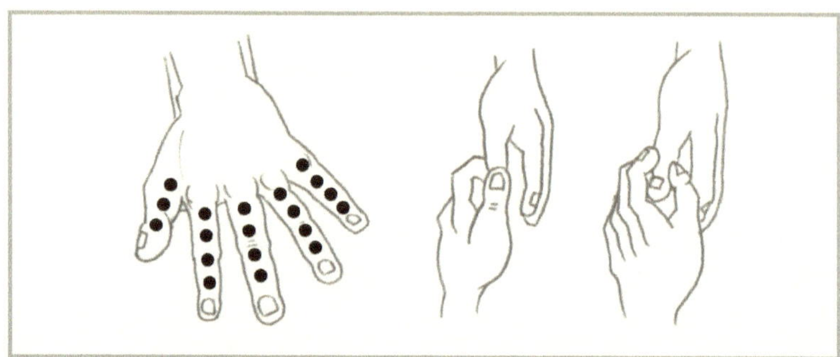

Shiatsu en los miembros inferiores

Cara anterior

El paciente permanece tendido boca arriba.

El terapeuta coloca una mano sobre el muslo del paciente, y la otra sobre la ingle y presiona la misma con la eminencia tenar de la palma de la mano.

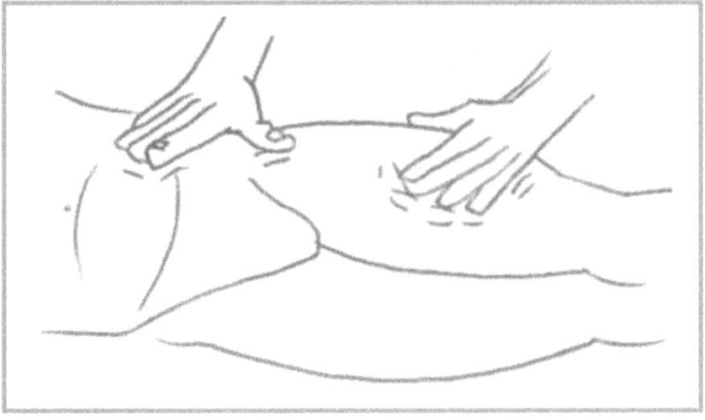

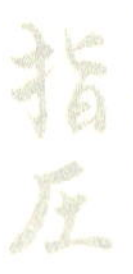

Cara anterior del muslo

Como vemos en el esquema tenemos diez puntos desde el muslo a la rodilla que debemos presionar con los dos pulgares juntos en forma de A.

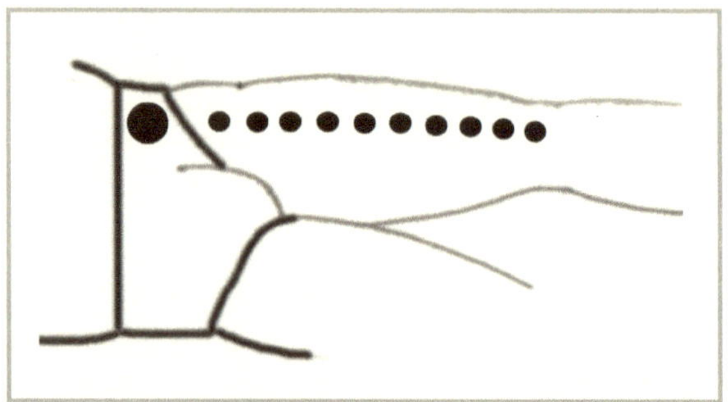

Cara interna del muslo

El paciente flexionará la pierna y el terapeuta pondrá su rodilla debajo del muslo del paciente para sostenerlo.

Presione tres veces los diez puntos de la cara interna del muslo con los pulgares juntos en forma de A.

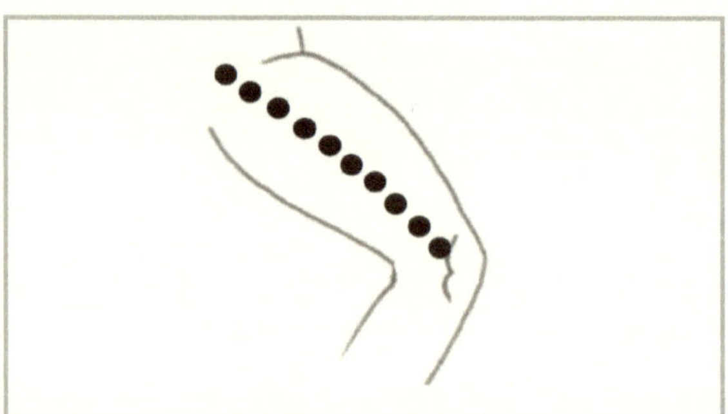

Cara externa del muslo

Presione tres veces los diez puntos de esta cara con los pulgares juntos en forma de V.

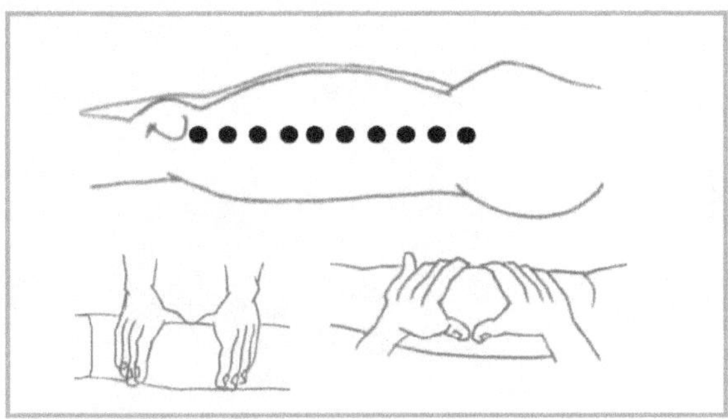

Rodilla

Presionar los puntos que rodean la rodilla, tres veces.

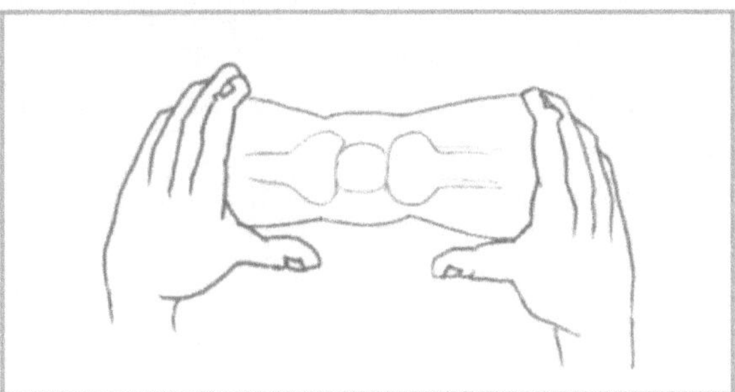

Cara externa de la pierna

Acá tenemos uno de los puntos "Sanri" que debemos presionar tres veces con los pulgares en forma de V.

Con los pulgares en forma de V presionar los seis puntos indicados en el esquema. Cuando está presionando los puntos de la cara externa, con el resto de los dedos trabaje los puntos de la cara interna de la pierna.

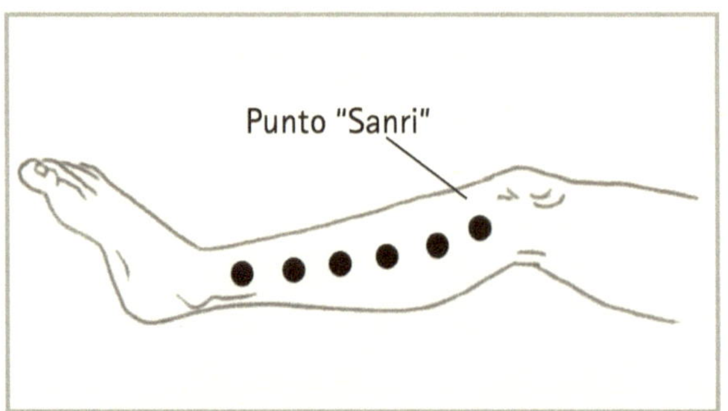

Tobillo

Tomando los dedos del pie con una mano, presione tres veces con la otra mano los tres puntos situados en el tobillo.

Luego presione los cuatro puntos del dorso del pie, entre los metacarpianos, tres veces.

El paciente se posiciona boca abajo.

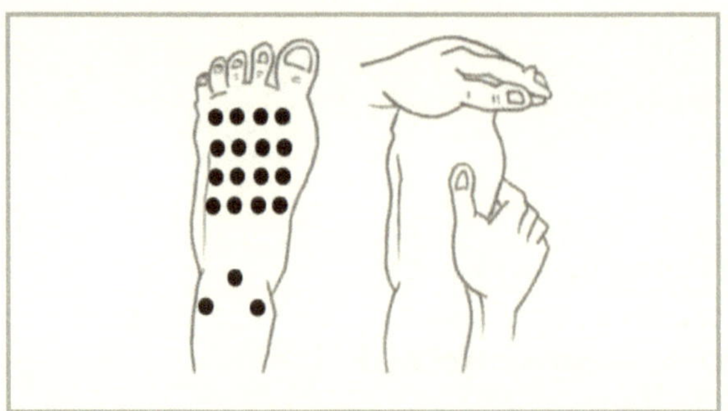

Cara posterior del muslo

En la cara posterior del muslo se presionan tres veces los diez puntos situados en la línea media, desde el glúteo hasta el hueco poplíteo.

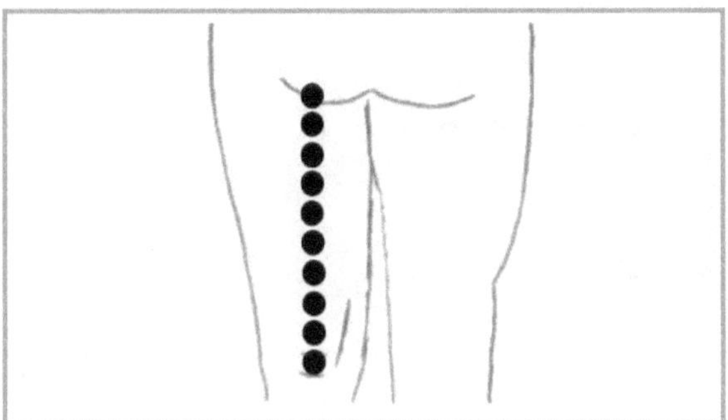

Hueco poplíteo

Situado en la parte posterior de la rodilla, de izquierda a derecha, presione tres veces los tres puntos.

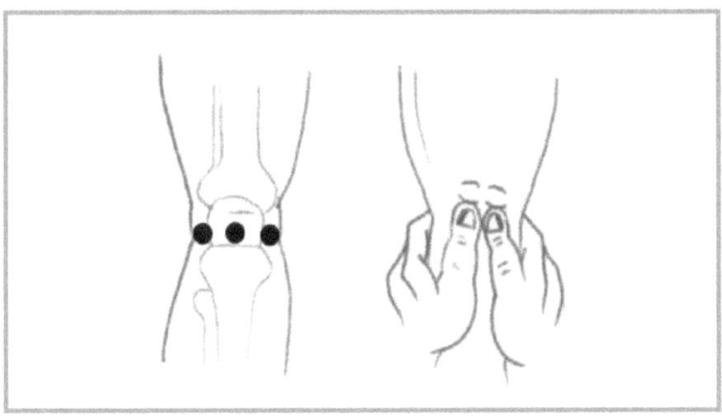

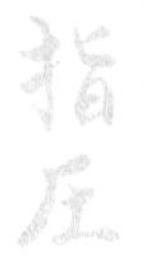

Pantorrilla

En la pantorrilla tenemos ocho puntos. Presione tres veces con los dos pulgares juntos.

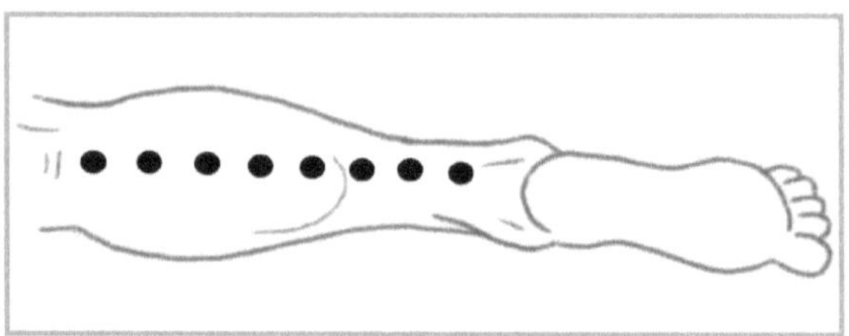

Tendón de Aquiles

Primero presione tres veces los tres puntos del Tendón de Aquiles, entre el talón y el tobillo. Y luego tres puntos situados a cada lado del Tendón de Aquiles.

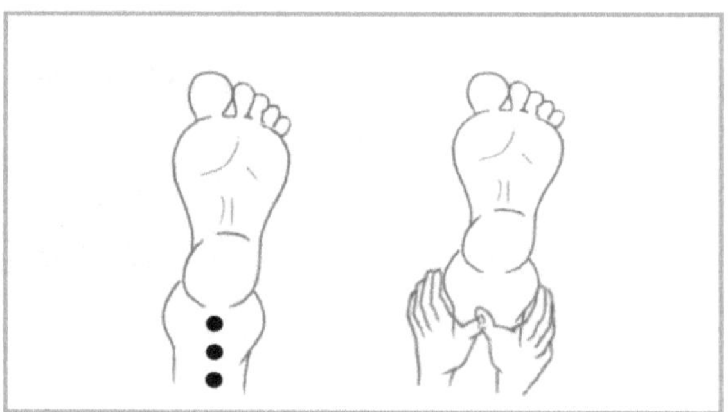

Masajes en los pies

Debido a la gran cantidad de puntos que hay en los pies, es importantísimo el masaje en sus plantas, ya que en esa zona se halla reflejado casi todo el organismo. Para el masaje en los pies, utilizaremos toda la mano, sobando, palmeando, usando el puño cerrado, o los nudillos. También recomiendo el uso de plantillas o rodillos.

Este masaje en los pies nos permitirá descansar más plácidamente, lo que ayudará en el diario vivir a encarar los problemas de otra manera. El paciente está acostado en posición supina (hacia arriba).

Pie

Tomar el dedo gordo primeramente, masajeando la yema del mismo, en su cabeza.

Estamos incidiendo sobre la pituitaria y la pineal, importantes glándulas endocrinas ubicadas en la cabeza.

En la base de este dedo, estamos actuando sobre la tiroides y paratiroides.

Hacemos una rotación del dedo en dirección a las agujas del reloj y luego en dirección contraria.

Damos un tirón suave y masajeamos la articulación que une el dedo con la planta del pie.

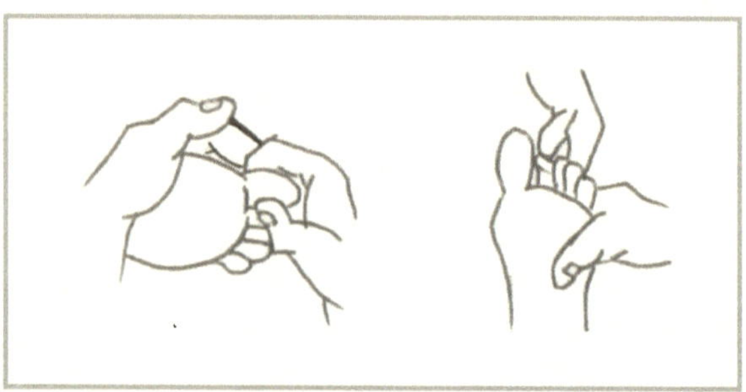

Tomando los demás dedos con una mano, masajearemos las yemas y la unión con la planta.

Estamos incidiendo sobre ojos, oídos, la garganta, las amígdalas y los bronquios.

En la base del segundo dedo, masajeamos con el pulgar y al tironear sentiremos que suena el hueso. Esto está indicando liberación de tóxicos.

En el pie derecho esta zona corresponde al hígado y vesícula biliar y en el izquierdo al corazón. Masajear circularmente unas viente veces.

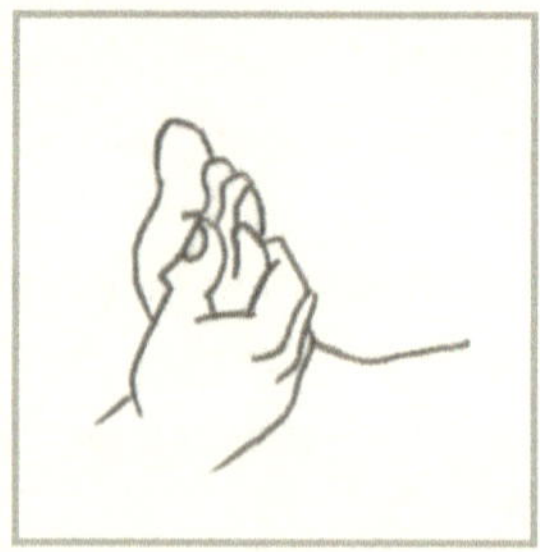

Usamos ambas manos recorriendo con los pulgares toda la planta del pie de punta a talón.

En el centro de la almohadilla de la zona anterior de la planta está el plexo solar, donde seguramente se sentirá la presión, para lo cual es indicado respirar profundamente para distribuir la energía.

Tomamos el pie para rotarlo, flexionarlo y extenderlo.

Primero como las agujas del reloj y luego en sentido contrario.

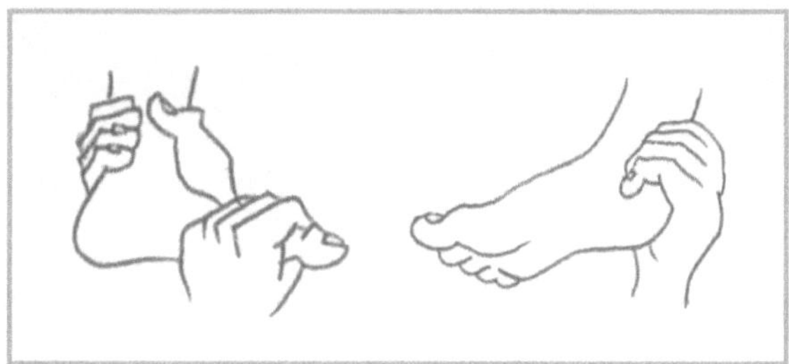

Para energizar el útero en la mujer y la próstata en el hombre, masajeamos la zona entre la parte posterior del talón y el tobillo.

• Con el puño cerrado, se pasan en toda la planta del pie los nudillos suavemente, produciendo relax y bienestar general.

• Otra maniobra consiste en doblar hacia arriba el dedo gordo y hacia abajo los demás dedos unas veinte veces, suavemente.

Esto representa un masaje a riñones, hígado, bazo, vejiga y órganos sexuales.

• Para provocar un estímulo general en todo el organismo, daremos pequeñas palmadas en las plantas de los pies.

• Para activar y mantener su equilibrio podemos doblar cada uno de los dedos de los pies, hacia atrás, tratando de hacerlos llegar hasta la parte superior del pie.

De esta manera se activan los meridianos del estómago, vejiga, hígado, bazo y vesícula biliar.

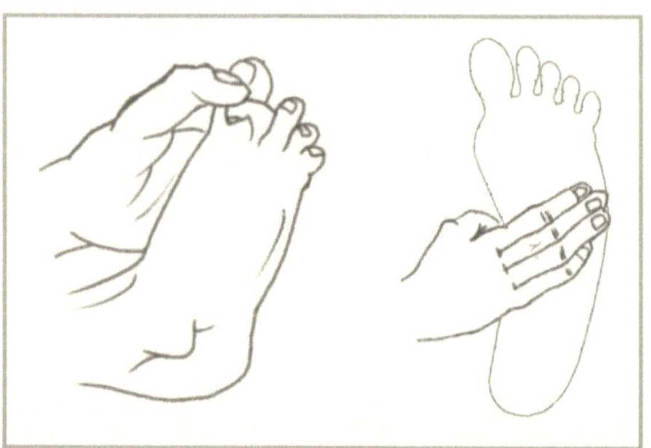

Activación de la regeneración de las células óseas

Golpeando los talones contra el suelo, estamos activando la regeneración de las células óseas, ya que se producen choques estimulantes.

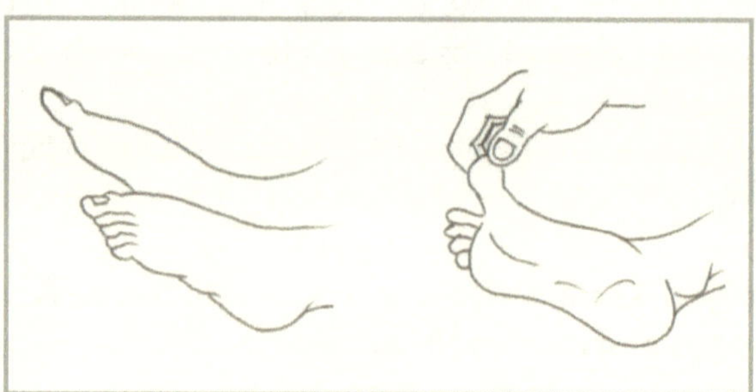

Activación del hígado y del bazo

Apretando con fuerza y repetidamente el dedo gordo del pie se activan tanto el hígado como el bazo.

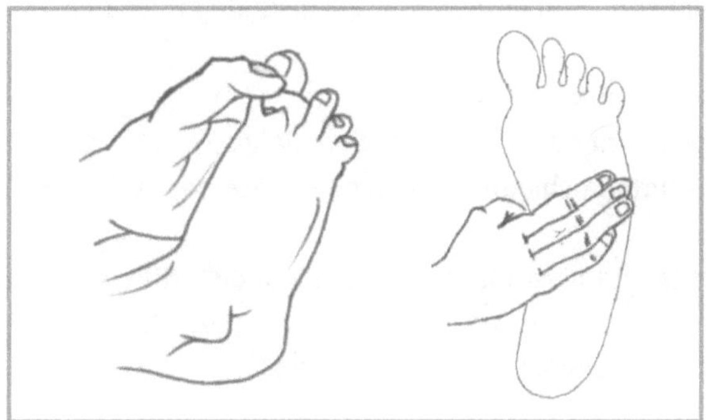

Activación de riñones, órganos sexuales y circulatorios

Doblar hacia atrás todos los dedos del pie, menos el dedo gordo y presionar en la parte carnosa de la planta.

Todos los meridianos serán activados, si hacemos girar y tironeamos de cada uno de los dedos de los pies con fuerza.

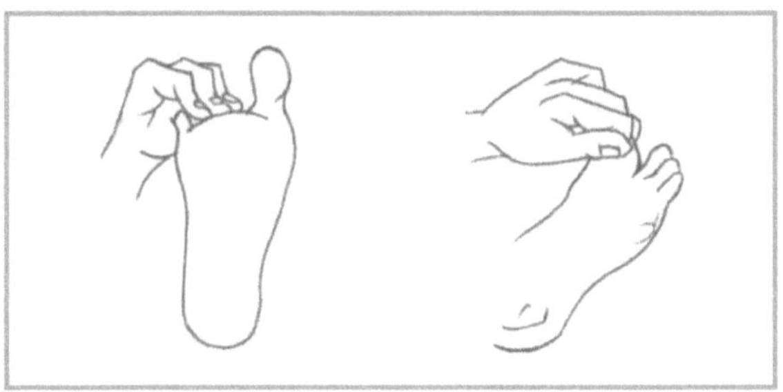

EL GIMNASIO EN CASA

Se puede tener sencillamente en casa un gimnasio en miniatura que yo recomiendo con énfasis, y que consta de los siguientes elementos:

- Una alfombra chica
- Una pelota de tenis usada, algo blanda pero no desinflada
- Una botella chiquita de cualquier gaseosa, vacía por supuesto

Sobre la alfombra asentamos la pelota de tenis y masajeamos el pie cuidadosamente, llevando la misma por todas las zonas y bordes de nuestro pie, dándole un profundo masaje.

Verificamos dónde nos duele más, si en el arco, si en el talón o en la parte más carnosa de la planta, en la base de los dedos y vamos a insistir en esas zonas más que en otras hasta que el dolor desaparezca. En caso, que sea muy rebelde, en los días siguientes seguiremos con este masaje, gradualmente.

Con la botella chiquita de gaseosa haremos algo similar y veremos qué efectivo es este masaje que nos da un descanso casi instantáneo.

Maniobras adicionales

BRAZOS Y MANOS

Activación de los meridianos ubicados en el brazo

Los meridianos que pasan por el brazo pueden ser activados haciendo girar todos los dedos de la mano.

Activación de los meridianos de los pulmones, intestino grueso, intestino delgado, triple calentador, corazón y circulación sexo.

En la parte interior del brazo están localizados los puntos de presión más importantes. El masaje en esa región activa los meridianos enunciados.

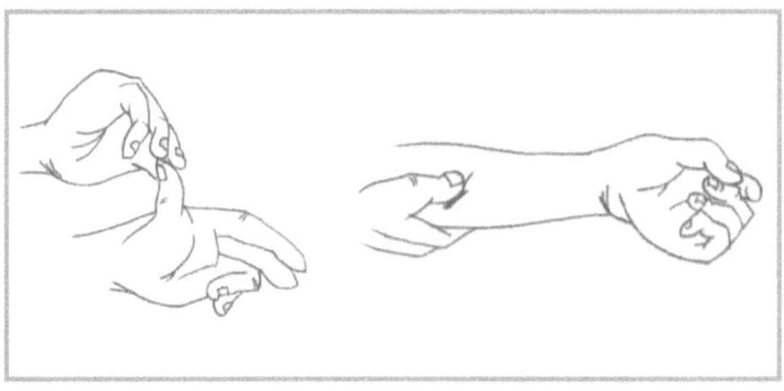

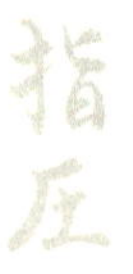

Activación del meridiano del intestino grueso

El punto localizado en la región carnosa entre el pulgar y el índice es muy sensible al dolor. Ello indicaría que se encuentra afectado. Debemos masajear dicho punto profundamente hasta que el dolor desaparezca.

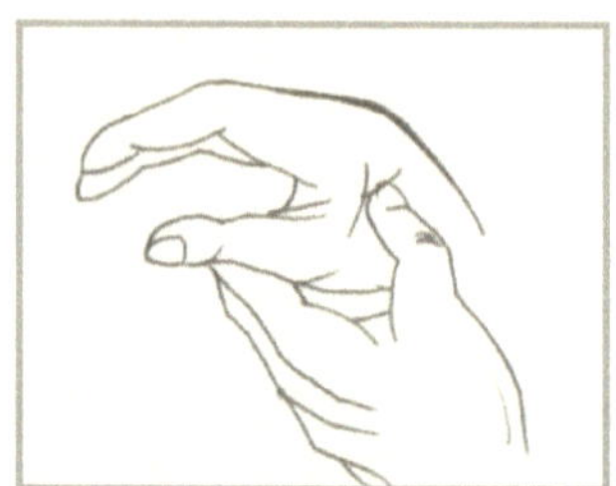

Activación de los meridianos de los pulmones y De la digestión

En la parte interna de la mano, cerca del pulgar, en la parte carnosa se encuentran dos puntos que corresponden al meridiano de los pulmones. Su masaje activa esta función.

Activa asimismo, las funciones respiratorias y digestivas.

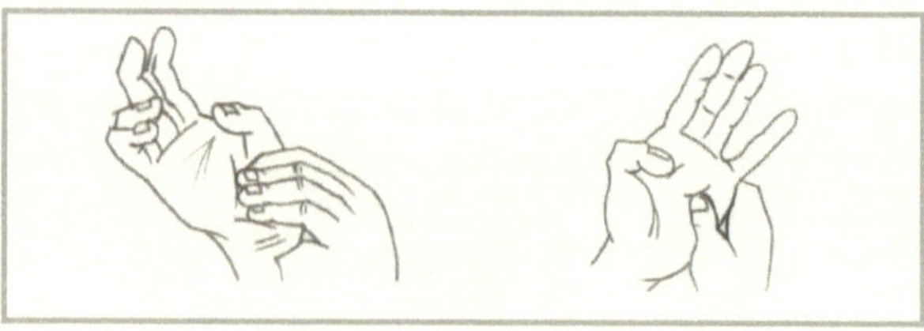

Activación del meridiano del corazón

En la zona que termina el dedo meñique en la palma de la mano, tenemos el Monte de Mercurio. Esta es la zona del meridiano del corazón para activar ese órgano.

Activación del meridiano del intestino delgado

Apretando los lados de la uña del dedo meñique se beneficia el Corazón y se transfiere la energía KI al Meridiano del Intestino Delgado.

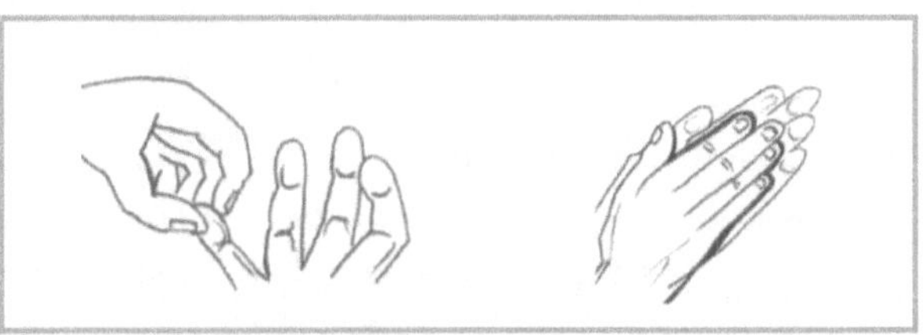

Activación de los meridianos del pulmón, corazón Y circulación-sexo

Frotando vigorosamente las manos hacia delante y hacia atrás se armonizan estos meridianos. Esto es válido también, ya lo hemos dicho, para la preparación para el masaje a terceros.

OTRAS PRÁCTICAS

Para las articulaciones, el corazón, pulmones, vesícula biliar e intestino delgado.

Enganchar los dedos por detrás de la espalda, doblando el brazo izquierdo hacia atrás y pasando el derecho sobre el hombro.

En esa posición moverse hacia delante y hacia atrás, lentamente ir haciendo este movimiento más rápido.

Este ejercicio estimula los meridianos del corazón, de los pulmones, de la vesícula biliar y del intestino delgado y prueba el estado de las articulaciones.

Para los Meridianos del Pulmón,
el Corazón y Circulación-Sexo.

Estos Meridianos son estimulados dando golpecitos con los puños, a lo largo del lado interior del brazo, desde el hombro hasta la muñeca.

Para estimular los meridianos del hígado y del bazo

Palpamos la caja toráxica y en sus bordes inferiores, tratamos de penetrar profundamente con los dedos. Si esto produjera dolor, es indicativo de la inflamación de los mismos por la comida o el alcohol. Además con las palmas de las manos, frotamos enérgicamente los lados de la caja toráxica en la axila, en el pecho y en el estómago para tonificar estos meridianos.

Para estimular los meridianos de la vejiga,
Vesícula biliar y triple calentador

Golpeamos con los puños cerrados, suavemente, en la coronilla.

Para estimular el meridiano de la vejiga

Sentados tomarse los dedos de los pies, la mano derecha toma el dedo gordo del pie izquierdo y la mano izquierda toma el dedo gordo del pie derecho. Balanceamos el cuerpo hacia delante y hacia atrás como hamacándonos.

Esto estimula todo el largo del meridiano de la vejiga.

Para estimular los meridianos del sistema nervioso,
vesícula biliar y vejiga

Con los dedos cerrados martillear a lo largo de la espalda y las caderas.

Para combatir la doble papada

Presionar y masajear fuerte con los pulgares la parte inferior del mentón.

Para estimular los meridianos de la Vejiga y la vesícula biliar

Tomar puñados de cabello y tironear vigorosamente. En casos de resaca o indigestión también es muy efectivo.

Para estimular los meridianos del Estómago e intestino delgado

Frotar las manos sobre las mejillas, hacia arriba y hacia abajo.

Para estimular el meridiano del vaso de la concepción, Estómago, intestino grueso y sistema nervioso

Realizar un profundo masaje externo en las encías.

Para estimular el meridiano del cerebro, vejiga, vaso de la concepción-sexo

Con el pulgar y el índice, pellizcar en forma repetida la parte más alta y más fina de la nariz.

Para estimular el meridiano del estómago, de los riñones, vesícula biliar y triple calentador

Doblar las orejas hacia delante hasta que lleguen a la cabeza.

Para captar energía Ki

Las orejas son las ANTENAS de nuestro cuerpo. Para activar esta captación de vibraciones electromagnéticas, debemos tironear de ellas, hacia arriba, y de los lóbulos hacia abajo. Esto además nos dará alegría y serenidad.

MANIOBRAS CORPORALES DE ELONGACIÓN Y TRACCIÓN

Torso

El paciente deberá estar acostado boca abajo, con los brazos extendidos a los costados del cuerpo y la cabeza girada a un lado del cuerpo.

El masaje será ascendente del coxis a la séptima vertebral.

Si el paciente padece de alguna disfunción renal, la presión será leve en esa zona.

El terapeuta trabaja con masajes longitudinales ascendentes, con los dedos pulgares por las costillas hasta la séptima cervical, como si abriera el espacio entre las costillas, repitiendo tres veces esta maniobra. El terapeuta presiona y suelta, presiona y suelta la piel de la espalda y también la levanta armando un rollito, como despegándola.

Para estimular el área de los hombros, usando los pulgares y toda la mano, deberá entrar la mano en la zona subescapular, despegando los omóplatos y dándoles movilidad.

El terapeuta coloca el brazo del paciente en forma de L (doblando el codo). Con una mano sostiene la muñeca del paciente y la otra la apoya en la séptima cervical haciendo un leve masaje sobre la misma, ya que es muy delicada esta zona.

Un pie del terapeuta está apoyado en el brazo, sosteniéndolo cerca de la axila. Y comienza a hacer un movimiento de rotación del antebrazo hacia un lado y hacia el otro.

El terapeuta realiza el masaje con los pies

El terapeuta deberá usar sus pies, en lo posible descalzos para poder sentir con mayor sensibilidad esta maniobra.

El terapeuta deberá estar apoyado sobre el respaldo de una silla para evitar resbalarse y tener mayor seguridad.

Sobre la región glútea, el terapeuta coloca sus dos pies, uno al lado del otro, próximos a la base de la columna. Y comienza a "caminar" cuidadosamente sobre la columna del paciente, deslizándose hasta llegar a las escápulas.

Luego continúa pisando las piernas, primero una y luego la otra, pero ya con un solo pie, porque es posible que este masaje sea doloroso. Se irá comprobando cuál es la presión adecuada para las piernas.

La siguiente secuencia es masajear los brazos con los pies. Con un pie el terapeuta pisa la mano del paciente y el otro va deslizándolo por el brazo levemente, cuidando la zona del codo de no pisarla.

Apertura de los omóplatos con los pies

Como los omóplatos ya están abiertos, con esta maniobra, podrá aumentar esta abertura.

Un pie lo mantiene en la región glútea y el otro pie lo desliza hasta encontrar la región subescapular y presionando algo más coloca el lateral del pie en esta cavidad.

El brazo del paciente, del lado en que el terapeuta está trabajando, será levantado por este haciendo una leve rotación, para completar esta maniobra.

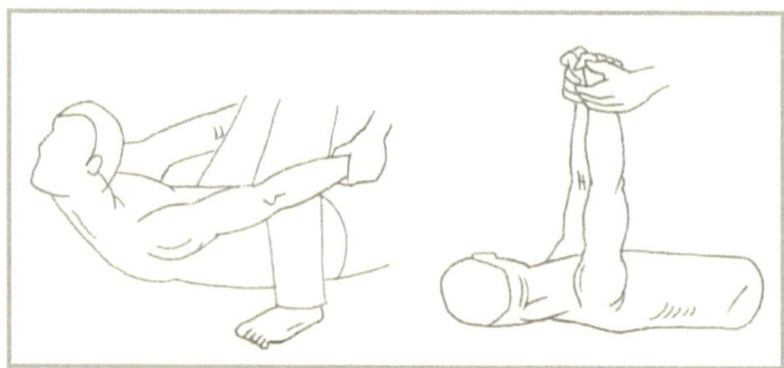

MANIOBRAS ESPECIALES

El paciente está acostado boca abajo, el terapeuta toma los puños del paciente de ambas manos y levanta lentamente el torso del paciente, traccionando su cuerpo.

La respiración aconsejada, en este caso, es la abdominal y deberá estar totalmente relajado para poder lograr abrir el pecho, trabajando a pleno el chakra cardíaco y el chakra laríngeo.

El terapeuta se posiciona parado a la altura de la cintura del paciente que está acostado boca abajo, y levanta sus dos brazos, sin levantar el torso, juntando sus dos manos y haciéndolas rotar en el sentido de las agujas del reloj y luego hacia el otro lado.

Tanto la postura del terapeuta como del paciente son idénticas a la anterior.

El paciente cruza sus brazos y toma un brazo con la mano del otro. El terapeuta sostiene este cruce con una mano y con la otra apoya presionando sobre los omóplatos.

Elongación de las costillas

El paciente deberá estar sentado, con la columna y la cabeza erguidas. El terapeuta está sentado atrás del paciente.

Tomando las dos manos del paciente, el terapeuta coloca sus pies entre y debajo de los omóplatos y comienza a estirar los brazos para atrás, elongándolos.

Esta maniobra produce la apertura de la caja torácica y la elongación de la columna vertebral.

En la misma postura, el terapeuta hace rotar el cuerpo del paciente, para un lado y para el otro, posicionando sus pies uno en la apertura del omóplato derecho y el otro un poco más abajo.

Luego cambia, el pie izquierdo va en la apertura del omóplato izquierdo y el otro un poco más abajo.

Elongación y tracción de las extremidades superiores

El paciente está sentado con las piernas cruzadas en posición de loto. El terapeuta coloca una pierna sosteniendo la columna vertebral del paciente y el pie debajo de las nalgas. Toma uno de los brazos del paciente, lo estira. Coloca su brazo en forma de L debajo de la axila del paciente. Y con el otro brazo, estira el brazo del paciente hacia abajo y atrás y tracciona. La pierna que está sosteniendo la columna empuja hacia delante, produciendo esta maniobra muy buen estiramiento del torso. De la misma forma, se trabaja el otro brazo.

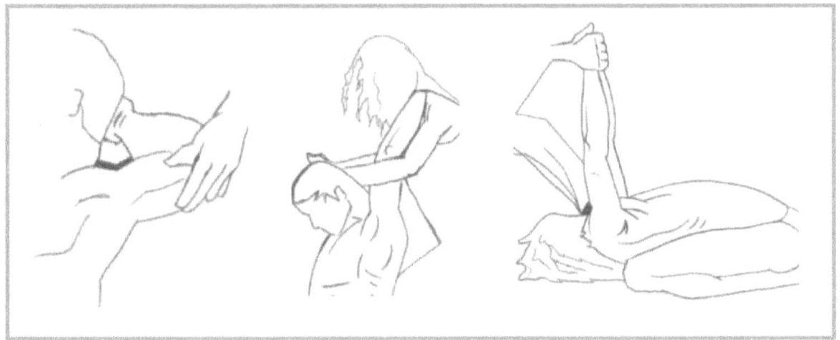

En la misma postura el paciente levanta el brazo y lo dobla, tratando de tocarse el omóplato. El terapeuta sostiene esta maniobra traccionando en el codo y en la mano que está sobre el omóplato.

En la misma postura el paciente levanta los dos brazos juntos y los flexiona, poniendo las manos en la parte posterior de la cabeza. El terapeuta coloca una pierna en la espalda del paciente y con sus dos brazos, tracciona, desde los codos, los brazos del paciente.

El paciente sentado con las piernas cruzadas y el terapeuta parado atrás, el paciente entrelaza sus dedos atrás del cuello del terapeuta. El terapeuta levanta cuidadosamente su cuerpo hacia arriba, produciendo una profunda elongación en los brazos, y en la columna vertebral.

El paciente se sienta sobre los talones adoptando la postura del niño dormido. El terapeuta toma sus manos, pone uno de sus pies sobre la columna vertebral del paciente y tracciona.

Elongación y tracción de los miembros inferiores

La maniobra comenzará en el Tendón de Aquiles y terminará en la región glútea, siempre en sentido ascendente.

El paciente está acostado boca abajo.

Flexiona la pierna. El terapeuta coloca una mano en la rodilla para protegerla y la otra mano en la punta de pie y tracciona.

El terapeuta trabaja con sus pies. Un pie sobre el arco del pie del paciente y el otro deslizándose por toda la pierna. Esta maniobra es dolorosa cuando los riñones acusan problemas y permite eliminar toxinas.

En la misma postura, el terapeuta coloca un pie en el hueco poplíteo (lugar de flexión de la parte posterior de la rodilla) y con las dos manos tracciona la parte inferior de la pierna.

El paciente trabaja casi solo. Toma con sus manos, sus piernas formando un arco y mantiene.

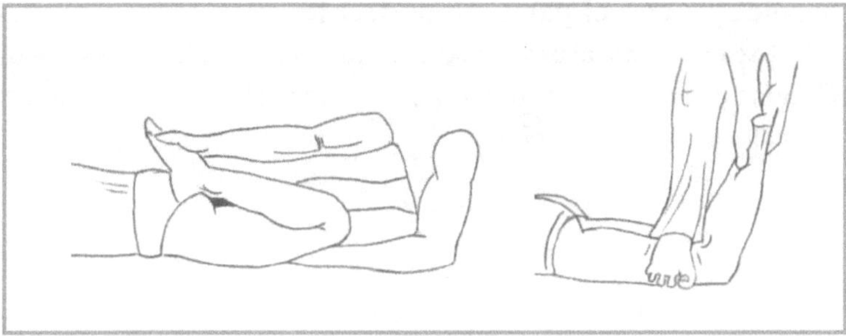

Continúa el paciente en la misma postura. Flexiona sus piernas y las cruza. El terapeuta tracciona hacia las nalgas.

En la misma postura el paciente flexiona sus piernas, sin cruzarlas, el terapeuta coloca sus manos en las plantas de los pies del paciente y tracciona.

El paciente en la misma postura, con las piernas estiradas. El terapeuta coloca una toalla sobre las nalgas del paciente y se sienta sobre ellas con las piernas abiertas una a cada lado del paciente, mirando hacia los pies del paciente.

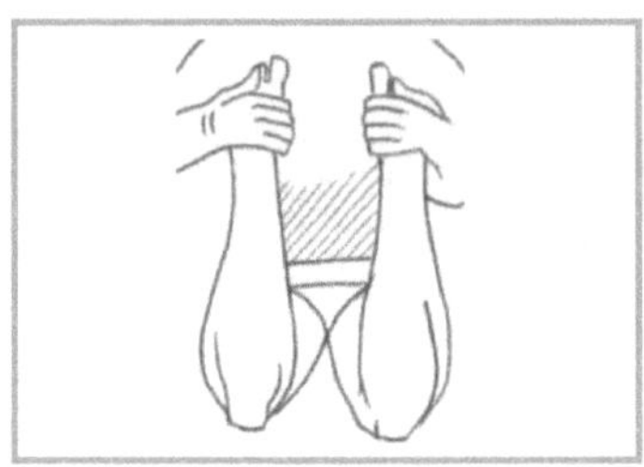

Toma una pierna flexionada del paciente y tracciona. Luego trabaja con la otra. Y luego con las dos juntas.

Maniobras con el paciente de frente

El paciente está acostado boca arriba con las piernas estiradas. Flexiona una de ellas y el terapeuta tracciona colocando una mano en la rodilla y la otra en el pie.

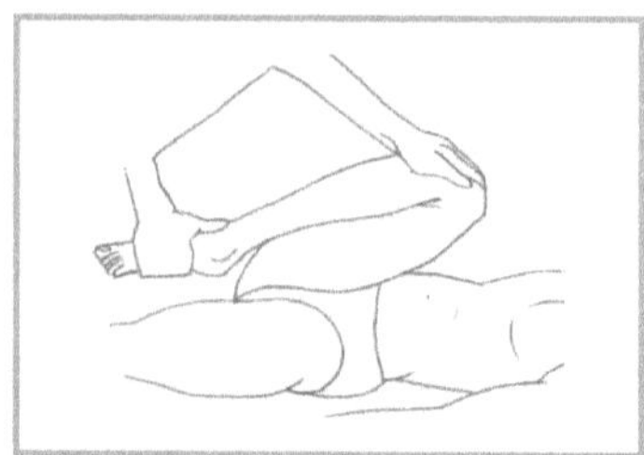

El paciente en la misma postura, flexiona sus dos piernas y el terapeuta coloca sus dos manos en las rodillas y tracciona.

Trabajo con toalla

El terapeuta coloca una toalla en la cintura del paciente y levanta de la misma.

Complementos para el bienestar

Louise L. Hay tiene unos párrafos que quisiera compartir con ustedes y dicen así:

En la infinitud de la vida, en donde estoy,
todo es perfecto, completo y entero
acepto la perfecta salud como el estado natural de mi ser.
conscientemente renuncio a todos los modelos mentales
que desde mi interior pudieran expresarse
Como algún malestar.
Con amor y aprobación me acepto.
con amor y aprobación acepto mi cuerpo.
y lo nutro con bebidas y alimentos sanos,
y lo ejercito de formas gratificantes y entretenidas.
Reconozco en él un mecanismo
magnífico y asombroso y agradezco el privilegio
de vivir en él, rebosante de energía.
Todo está bien en mi mundo.

RELAJACIÓN

La relajación consciente consiste en sentir las zonas del cuerpo para poder relajarlas.

Busque un lugar tranquilo, coloque una colchoneta para tenderse sobre ella y cúbrase con alguna manta ya que baja la temperatura corporal al relajarse.

Acostada bien cómoda, sienta su cuerpo bien asentado sobre la colchoneta, la cabeza que no cuelgue, en lo posible que el mentón se incline hacia el pecho.

Cierre los ojos y realice una respiración profunda.

Visualizamos los pies que deben caer libremente. Sentimos la planta del pie y los dedos, hacemos una respiración profunda y al exhalar, relajamos.

Visualizamos las piernas, pantorrillas y músculos, rodillas, y muslos, hacemos una respiración profunda y al exhalar, relajamos.

Visualizamos el estómago, con los órganos internos, inhalamos profundamente y al exhalar, relajamos.

Visualizamos el pecho, la cavidad toráxica, el corazón, los pulmones, el aparato circulatorio, inhalamos profundamente y al exhalar, relajamos.

Visualizamos los brazos, los hombros, los antebrazos, las manos, inhalamos profundamente y al exhalar, relajamos.

Visualizamos el cuello, las cuerdas vocales, la glándula tiroides, inhalamos profundamente y al exhalar, relajamos.

Visualizamos la cara, los ojos, la nariz, la boca, la lengua. La punta de la lengua, que toque el paladar superior, la frente, las mejillas, las orejas; inhalamos profundamente y al exhalar, relajamos.

Visualizamos la cabeza, el pelo; inhalamos profundamente y al exhalar, relajamos.

Visualizamos todo el cuerpo, inhalamos y contraemos todos los músculos, de las piernas, las nalgas, los brazos y manos, los hombros, arrugamos la cara, mantenemos unos segundos esta contracción total de nuestro cuerpo y al exhalar, relajamos.

Revisamos todo el cuerpo por si ha quedado alguna zona tensa y la aflojamos.

Permanezca quince a veinte minutos en esta relajación.

Antes de salir, respire profundamente varias veces y vaya como poniéndose en contacto con su cuerpo, moviéndolo.

Esta relajación profunda nos trae muchísimos beneficios, solo enumeraremos algunos:

- Estimula la atención mental.
- Da serenidad.
- Reporta energías extra.
- Ayuda a resolver conflictos internos.
- Previene contra el estrés.
- Aumenta la resistencia psicológica y estabiliza el carácter.
- Previene contra la hipertensión.
- Combate la irritabilidad, el agotamiento, tics, insomnio.
- Descansa en profundidad.

RESPIRACIÓN - PRANAYAMA

El aire es el sustento de nuestra vida. Desde tiempos remotos los yoguis descubrieron que la respiración es la fuente de nuestra vitalidad, es lo que la naturaleza nos brinda para obtener el desarrollo integral y completo de nuestro ser, de nuestra energía y para desarrollar los potenciales latentes y dormidos.

El Pranayama nos permite conseguir una sobrecarga energética del organismo, revitalizando y potenciando nuestro bienestar.

Prana significa el conjunto de todas las energías del universo. Por la práctica del Pranayama conseguimos niveles más amplios de conciencia.

Hay dos principios básicos a tener en cuenta:

1) Mantener la atención mental concentrada en el proceso respiratorio que estamos haciendo.

2) Ir aumentando poco a poco el tiempo de retención de aire dentro de los pulmones a través de una inspiración completa.

La capacidad respiratoria se ve favorecida ampliamente por la cantidad de aire incrementado, se tonifica la musculatura intercostal, torácica y de la espalda. Esto produce mayor oxigenación de la sangre y mayor oxigenación de todo el organismo.

Se benefician tanto tejidos como células y aumenta la resistencia corporal, lo que disminuye la fatiga ante el esfuerzo.

El cerebro respira con los pulmones

• La respiración debe efectuarse siempre por las fosas nasales, tanto al inspirar como al expulsar el aire.

• Al inspirar debe tomarse tanto aire como se pueda y se debe expulsar igualmente el máximo de aire.

• Se realizarán lentamente tanto la inspiración como la expulsión de aire, evitando espasmos en los pulmones.

• Durante la realización del proceso respiratorio, la mente debe mantenerse atenta al mismo, evitando distracciones.

LAS RESPIRACIONES BÁSICAS

Respiración abdominal

El aire se dirige hacia el abdomen, el vientre y el abdomen se hinchan y dilatan y al espirar el vientre y el estómago vuelven a su posición normal.

Respiración intercostal

El aire se dirige a la parte media del tórax. Al inspirar las costillas y el pecho se hinchan y dilatan y al espirar el pecho y las costillas vuelven a su posición normal.

Respiración clavicular

El aire se dirige hacia las clavículas. Al inspirar la parte alta, los hombros y las clavículas se abren y dilatan y al espirar vuelven a su posición normal.

Respiración completa

El aire se dirige a la zona abdominal, después a la zona media y luego a la zona clavicular. Todo este proceso se debe hacer sin ninguna interrupción. Esta combinación de respiraciones es la más completa y se complementa con retención de aire. Es decir, cuando uno ha adquirido ya la técnica de la respiración completa, puede empezar a hacer retenciones de aire de a poco para ir incrementando progresivamente.

Conviene empezar con un minuto para ir aumentando el tiempo de retención de acuerdo con las posibilidades de cada uno.

Los tiempos de inspiración y espiración deben ser iguales.

El ritmo de las respiraciones puede ser llevado por su propio pulso.

Busque su pulso colocando los dedos índice, medio y anular de la mano derecha sobre su muñeca de la mano izquierda y cuente al compás de sus pulsaciones. Ese es el mejor ritmo.

Estas respiraciones se deben realizar sentado en el suelo con la columna vertebral derecha, erguida, aunque si se tiene dificultades de algún tipo, pueden realizarse acostado.

Con los pulgares vamos a trabajar del siguiente modo:

Con el pulgar de la mano derecha, tapamos la fosa nasal derecha, inhalamos por la fosa nasal izquierda, retenemos el aire, con el dedo índice de la misma mano tapamos la fosa nasal izquierda y exhalamos por la fosa nasal derecha.

Con el pulgar de la mano izquierda, tapamos la fosa nasal izquierda, inhalamos por la fosa nasal derecha, retenemos el aire, con el dedo índice de la misma mano tapamos la fosa nasal derecha y exhalamos por la fosa nasal izquierda.

Esto debemos repetirlo diez veces.

CICLO DE EJERCICIOS RESPIRATORIOS PARA VIGORIZAR EL SISTEMA

De pie con el cuerpo erguido

• Inhalar profundamente; retener el aliento todo el tiempo posible, sin esforzarse; exhalar, trazando la imagen mental de la energía Ki dirigido al plexo solar.

• Inhalar. Alzar los brazos hacia delante, paralelamente al piso; asir un palo imaginario conteniendo la respiración; exhalar y bajar los brazos.

• Inhalar. Retener el aliento poniendo en tensión todos los músculos del cuerpo. Exhalar y relajar el cuerpo.

• Inhalar. Ponerse de puntillas y permanecer en dicha posición todo el tiempo posible, cómodamente y sin esforzarse; exhalar y volver a la posición normal.

• Inhalar. Levantar los brazos por encima de la cabeza, uniendo las palmas de las manos; retener la respiración, exhalar y bajar los brazos.

• Inhalar. Unir fuertemente las manos frente al pecho, en además de orar; retener el aliento; exhalar, aflojando las manos y bajando los brazos.

• Inhalar. Retener el aliento y combinar los dos movimientos anteriores elevando los brazos por encima de la cabeza, con las manos juntas, y bajándolos lentamente manteniendo las manos fuertemente unidas hasta que estas queden en además de plegaria, a la altura del pecho; exhalar.

Respiración "HA" o respiración depuradora

• Posición de pie, con las piernas abiertas. Inhalar profundamente, levantando lateralmente los brazos hasta que queden extendidos por encima de la cabeza. Inclinarse hacia delante, de la cintura para arriba, dejar caer simultáneamente los brazos y expeler el aire con violencia, emitiendo el sonido "HA" (pronunciar la "H" como una "J" aspirada). Con el cuerpo pendiendo inerte desde la cintura, los brazos balanceándose a los costados y la cabeza baja, repetir varias veces el sonido "HA". Erguirse. Repetir dos veces. Esta respiración llena completamente los pulmones de aire fresco y permite expeler totalmente el aire viciado que contengan; debe practicarse tres veces al final de cada ciclo respiratorio y siempre que se sienta cansado, pues es un ejercicio importante para refrescar y reabastecer el cuerpo.

Otros ejercicios respiratorios

• Inhalar profundamente. Levantar los brazos hacia delante; retener el aliento, apretar los puños y mover los brazos hacia atrás hasta que los puños estén a la altura de los hombros; extender nuevamente los brazos, moverlos hacia atrás, dejarlos caer a los costados del cuerpo y exhalar por la boca.

• Inhalar. Retener el aliento, levantar los brazos hacia delante en un movimiento de balanceo circular, cruzándolos en el frente y continuando el movimiento hasta recorrer un círculo completo; repetir y al final del segundo círculo cambiar de dirección, invirtiendo el movimiento. (Por ejemplo: primero se impulsan los brazos hacia delante y arriba, en un movimiento circular y luego hacia atrás y abajo). Dejar caer los brazos a los costados del cuerpo y exhalar por la boca.

• Inhalar lentamente. Retener el aliento, golpearse el pecho a la altura del extremo superior de los pulmones; volver la cabeza hacia un costado y exhalar por la boca, en bocanadas breves y bruscas.

• Inhalar despacio. Retener el aliento, masajeando las costillas inferiores; volver la cabeza hacia un costado, fruncir los labios y exhalar a través de ellos en una bocanada prolongada e ininterrumpida.

Terminar el ciclo con otra respiración depuradora

Si es posible dedique tres a cinco minutos diarios a la práctica de ejercicios respiratorios; para que éstos resulten eficaces, debe practicar por lo menos sesenta respiraciones profundas durante el día. Aunque la mejor hora para estos ejercicios es a la mañana temprano, al levantarse, las personas que sufren de insomnio hallarán alivio a su mal, respirando profundamente ante una ventana abierta, antes de acostarse.

MEDITACIÓN

La meditación puede ser consciente o inconsciente.

La meditación c onsciente es cuando tenemos la "intención" de meditar.

Entonces decidimos darnos este espacio, buscando una habitación o un lugar tranquilo, nos sentamos en postura de loto si es que estamos posibilitados o, si no, sentados en una silla con respaldar derecho, o teniendo en cuenta que la columna vertebral debe estar derecha, relajados y con una sonrisa interna, listos para disfrutar de nuestro momento.

Podemos poner un sahumerio, en silencio o con música adecuada y sabiendo que no vamos a ser interrumpidos.

Pero también, en el subte, en el tren o en un colectivo, podemos ingeniarnos para meditar.

Hay muchas sugerencias para realizar una meditación...

• Hay quienes dicen que se puede hacer siguiendo los sonidos de una música.

• O escuchando los ruidos de la calle.

• O solamente ver qué aparece en nuestra pantalla mental proyectado para ver qué clase de pensamientos tenemos, situándonos en el lugar de "testigos" de nuestra mente.

• O sobre un tema en particular que queramos dilucidar.

• Sintiendo nuestra respiración o el latir de nuestro corazón.

• Dicen que rezar también es meditar...

• El tener que hacer una cola en un banco, esperando un colectivo, etc., nos permite tener un momento íntimo y aprovechar ese tiempo, meditando...

La meditación es fundamental para nuestra salud mental.

Así como damos descanso a nuestro cuerpo durante ocho horas, así debemos tratar a nuestra mente, dándole el descanso necesario, "parando la máquina".

Digamos, entonces, que meditar es conseguir un estado más elevado espiritualmente, dejando por un momento de lado nuestro diario trajinar, logrando libertad interna y felicidad.

La meditación es inconsciente cuando sentimos un estado de felicidad y alegría que nos conecta con algo Superior, con el estado de éxtasis.

Pero también hay técnicas de meditación, como las que exponemos a continuación, entre otras:

1) De concentración y unificación de la mente

Es decir la fijación de la mente en un solo objeto con absoluta exclusión de todo lo demás.

2) De meditación sobre la respiración

Al inhalar cuente 1; al exhalar, 2; al inhalar 3 y así sucesivamente hasta 10. Al llegar a 10, vuelva a 1 y siga y así recomience la cuenta. O al inhalar cuente 1, igual que al exhalar; inhale de nuevo y cuente 2 y al exhalar cuente 2 también; y así sucesivamente.

3) De observación y receptividad

Respire con naturalidad pero registrando el proceso de inhalación y de exhalación, así como el aire que entra por las aletas de su nariz.
Evite cualquier distracción.

4) De autoinnmersión, silencio interior y ensimismamiento

Desconéctese de la vida cotidiana, no piense en sus problemas diarios y no ponga interés en registrar los estímulos que lleguen del exterior. Observe la respiración, su cuerpo, su mente, sin involucrarse en ningún pensamiento que quiera quedarse; observe los espacios en blanco entre los pensamientos de la mente; trate de parpadear lo menos posible; trate de cortar los pensamientos de raíz, etc.

5) De recitración de mantras

La recitación del mantra OM y del mantra HAN SA sintiendo cómo vibra la garganta donde está alojado un centro energético llamado chackra laríngeo y esta vibración luego recorre todo el cuerpo.

6) De visualización

Hay infinidad de visualizaciones que podemos hacer para lograr un estado placentero, desde visualizar luz dorada en todo nuestro cuerpo, o verde que brota de nuestro corazón y sientir quietud en todo nuestro ser.

7) De meditación analítica

Es una forma de meditación que nos permite una reflexión controlada y consciente pudiendo explorar temas muy diversos.
La meditación es una experiencia que nos da serenidad, armonía, claridad mental, un sentimiento de... aire fresco en nuestro interior.

ALIMENTACIÓN NATURAL

Algunas sugerencias sobre el tema

No es nuestro propósito disertar aquí sobre nutrición, ya que hay abundante material disponible sobre este tema, pero sugerimos que los tres principios fundamentales en materia de comidas deben ser: selección, moderación y masticación.

La alimentación natural es importante para que estas sugerencias sean apoyadas desde nuestro interior.

Las úlceras, el estreñimiento, presión alta, indigestión crónica, tensión nerviosa, pérdida de vitalidad tienen por causa una mala alimentación que es preciso mejorar.

Somos lo que comemos

* Empecemos a reducir el consumo de carnes rojas, frituras, comidas recalentadas, dulces, hidratos de carbono, como pastas y pan y los reemplacémolos con arroz integral y harinas integrales, la quinoa, germen de trigo, etc.

* El azúcar reemplazarlo por miel o la estevia, que es un vegetal que endulza el té o cualquier otra infusión.

* Podemos hacer un exquisito té con jengibre y limón.

* Integremos calcio a nuestra dieta. Así como la maca que se adquiere en los negocios de productos dietéticos.

* Para los desayunos les recomiendo el jugo de zanahoria y remolacha al que se le puede agregar harina de algarroba para que tenga mayor consistencia.

* Coma toda la fruta que pueda, si es posible con cáscara, lavándola cuidadosamente; si su sistema digestivo tiene propensión a la acidez, ingiera con moderación las frutas ácidas como los limones y las naranjas.

• Coma mucha verdura. Las hortalizas cómalas crudas siempre que sea posible.

• Desde el punto de vista de la salud, la mejor forma de cocinar las hortalizas es al vapor.

• Coma siempre que pueda una ensalada que es fácil de preparar y ofrece la posibilidad de poner la imaginación en acción.

Le paso una receta:

Ensalada de frutas y hortalizas

Rallar los siguientes ingredientes con un rallador grueso tipo mandolina:

· Una zanahoria

· Una manzana

· Dos ramitas de apio

· Pocos rabanitos

· Repollo colorado

Mezclar y agregar un poco de perejil fresco, picado; algunas frutas secas como pasas de uvas, fruta abrillantada o almendras tostadas en el horno previamente. Preparar un aderezo a la francesa con aceite, jugo de limón, sal y azúcar morena o miel a gusto.

Y a chuparse los dedos.

Líquidos

Uno de los accesorios más importante en la cocina es una juguera.

Le permite beber combinaciones de frutas u hortalizas.

Puede probar mezclas como: manzana y naranja / tomate y apio

Zanahoria y manzana y el recomendado jugo de zanahoria y remolacha. Y todas las combinaciones que vaya probando.

Le recomiendo una bebida muy agradable para épocas calurosas,
que sacia la sed y alimenta: el ayran turco: que se prepara mezclando
agua y yogur por partes iguales, con un poco de sal y agitando luego
la mezcla. Se toma preferentemente fría.

Ayuno

Es recomendable un día a la semana hacer un ayuno de una sola
fruta, como naranjas o manzanas, o solo agua o jugo de frutas. Este
breve ayuno le resultará muy benéfico a su organismo.